LA MÉDECINE DU BON SENS

Du même auteur :

Les Quatre Saisons de la bonne humeur, Lattès, 2016.

Tout déprimé est un bien portant qui s'ignore, Lattès, 2016.

Les Cinq Clés du comportement. Construire soi-même son optimisme, Le Livre de poche, 2015. Édition originale : *Les Secrets de nos comportements*, Plon, 2011.

Réveillez vos désirs. Vos envies et vos rêves à votre portée, Le Livre de poche, 2015. Édition originale : Plon, 2014.

Changer en mieux. Les Dix Chemins du changement positif, Le Livre de poche, 2013. Édition originale : Plon, 2011.

Du plaisir à la dépendance. Nouvelles addictions, nouvelles thérapies, Points Seuil, 2009. Édition originale : La Martinière, 2007.

www.editions-jclattes.fr

Pr Michel Lejoyeux

LA MÉDECINE DU BON SENS

Un programme pour une vie
saine et harmonieuse
fondé sur l'expérience
de nos ancêtres

JC Lattès

Couverture : Le Petit Atelier

ISBN : 978-2-7096-6181-2

(Première édition : octobre 2018)

« Les neuf dixièmes de notre bonheur reposent sur la santé. »

Arthur Schopenhauer

« Qui ne s'élève tombe ; qui ne s'améliore se diminue. »

Elie Wiesel

La médecine du bon sens est plus efficace que spectaculaire. Elle se sert des médicaments classiques quand ils sont nécessaires. Mais le plus souvent elle prescrit du plaisir, de la liberté, de grands principes de santé et de moments où l'on se laisse un peu aller. Si vous voulez vous préparer un cocktail de médecine du bon sens, vous allez avoir besoin de trois ingrédients. Commencez par un tiers de bienveillance pour vous-même et pour les autres. Ajoutez un tiers de tolérance pour vos imperfections. Finissez avec un tiers d'optimisme. Mélangez-les bien et buvez doucement cette potion aux effets magiques. Vous vous sentirez plus tranquille et plus en sécurité. Vous vérifierez au passage la justesse de cette remarque de Montesquieu : « C'est une ennuyeuse maladie qu'une santé conservée par un trop grand régime. »

Pour retrouver ce bon sens, il faut regarder en arrière et s'inspirer du meilleur de ce que les civilisations passées nous ont légué. Le bon sens médical classique vient de la Préhistoire, de la Chine du deuxième millénaire avant l'ère chrétienne, puis d'Hippocrate, sans oublier Paracelse et les alchimistes. Les expériences les plus récentes testent la justesse de ces avis anciens. Elles font le tri entre les superstitions à oublier et les bonnes règles de vie à retrouver. La recherche en neurosciences va encore plus loin : elle invente un bon sens actuel en se servant d'une compréhension nouvelle du cerveau. En combinant la sagesse du passé et les recherches modernes, on peut révéler en soi d'étonnants pouvoirs :

Notre corps possède des ressources naturelles de défense et d'auto-guérison.

Notre esprit est plus souple et plus résistant qu'on ne le croit.

En apparence, la médecine du bon sens n'invente rien de révolutionnaire. Elle fait mieux que cela. Elle éveille à une idée simple. Nous avons en nous tout ce qu'il faut pour entretenir le corps et l'esprit. L'expérience romaine, chinoise ou préhistorique le confirme. Nous sommes plus débrouillards que ne veulent le faire croire les vendeurs de remèdes ou de thérapies à la mode. Il est temps de reconnaître puis d'accepter ses instincts, ses pulsions, ses envies, même ses tabous. Il faut pour cela s'en tenir à quelques habitudes de bon sens.

La médecine du bon sens s'est construite méthodiquement de la Préhistoire à aujourd'hui. Chaque grande époque de la médecine a eu des idées précieuses. En découvrant les secrets de la Préhistoire, de la Chine, d'Hippocrate et de Paracelse, c'est comme si nous enfilions quatre armures. Vous allez en mesurer les effets et aurez envie de les proposer à votre entourage. Vous pourrez tirer de ces quatre grandes époques de la médecine des idées de repas, de mouvements, de pensées, de styles de vie qui font vraiment du bien.

Chaque grande école de la médecine a été ingénieuse à sa manière, et s'est arrangée avec les peurs et les dangers de son époque pour inventer ses solutions. Aucune civilisation n'a profité de l'existence comme d'un long fleuve tranquille. Mais de nouvelles aptitudes à se soigner ou se protéger se sont exprimées à toutes les époques, et la médecine a alors construit son style de vie, son art d'aimer et même de combattre. Les médecines classiques font feu de tout bois : on se sert de la nature, de la magie, de la philosophie ou d'une foule de petits moyens transmis en secret d'une génération à une autre. Si les ressources pétrolières sont limitées, les forces de notre esprit et de notre imagination, nos capacités de résistance et d'autoréparation sont en revanche presque sans limite. Encore faut-il savoir de quels sages s'inspirer et quelles bonnes habitudes faire entrer dans sa vie.

Toutes ces expériences médicales sont incroyablement stimulantes. En découvrant puis en appliquant leurs principes, nous réveillons nos neurones, mieux encore nous les reconnectons entre eux. La médecine du bon sens ne donne pas raison aux pessimistes qui considèrent l'Alzheimer ou la morosité comme une fatalité. Nous ne sommes pas condamnés à perdre chaque jour notre lot de cellules grises, pas plus que nous ne sommes programmés pour être déprimés ou fatigués. Ce qui vaut pour les neurones vaut aussi pour l'esprit. Nos capacités intellectuelles ou émotionnelles ne s'usent que si l'on ne s'en sert pas. À la neuroplasticité du cerveau, répond une *psychoplasticité*, une capacité à chercher et trouver des réponses de bon sens, même dans les moments difficiles.

La médecine du bon sens apprend aussi à ruser face aux obstacles, à changer de point de vue ou de chemin quand une situation paraît bloquée. L'un des premiers à s'être sorti d'une situation impossible a été Sisyphe. Il avait contre lui le destin et une punition divine. Mais il a résisté grâce à son bon sens, son analyse de la situation et son esprit inventif. Sisyphe avait été condamné par les divinités de l'Olympe à soulever un rocher et à le pousser devant lui. Chaque fois qu'il atteignait le haut de la montagne, le rocher lui retombait dessus. Tout était à refaire. Nous sommes tous un peu comme Sisyphe, accablés quelquefois, avec l'impression d'être punis par le sort. Nous avons tous en nous quelque chose de Tennessee et aussi quelque chose de Sisyphe. Nous faisons des projets, des efforts, nous donnons le maximum et pourtant rien ne se passe jamais comme prévu. Les rochers que nous soulevons ne restent pas longtemps en haut de la montagne. Nous les voyons vite redescendre. Pour un moment de tranquillité ou de réussite, nous recevons beaucoup de cailloux sur la tête.

Que peut-on bien dire au premier Sisyphe de l'Antiquité comme à tous les Sisyphe d'aujourd'hui ?

– Tu n'as pas de chance, mon pauvre gars.
– C'est ton destin, c'est dans tes chromosomes.
– Ne te plains pas, ça pourrait être pire.
– Moi aussi j'en reçois des cailloux sur la figure.

– Baisse les bras ; arrête les efforts inutiles.
– Fais jouer ton assurance anti-malheur.
– Prends des calmants ou des antidépresseurs.
– Laisse donc tomber ton rocher ; ne nous casse pas les… oreilles.

En fait, l'histoire de Sisyphe donne une leçon d'optimisme aussi bien que de bon sens. Encore faut-il prendre le temps de comprendre ce qui lui arrive et chercher une solution originale. La meilleure aide vient de mon philosophe du bon sens préféré, Albert Camus. « Il faut imaginer Sisyphe heureux », a-t-il écrit dans *Le Mythe de Sisyphe*

Que veut dire Camus ? Sisyphe doit apprendre à ne pas se concentrer sur le résultat de son action (le rocher qui tombe) mais sur son énergie, son mouvement, sa capacité de résistance. C'est lorsqu'il monte qu'il est vraiment heureux. Quand Sisyphe, et nous avec lui, se concentre sur l'instant présent, il cherche son bien-être… et il le trouve. Il reçoit des étincelles de joie et de satisfaction. Chacun des grains de la pierre qu'il soulève, chaque éclat de la montagne constituent un monde pour lui.

Mais allons encore plus loin qu'Albert Camus. Non seulement il faut imaginer Sisyphe heureux, mais il faut accepter qu'il l'est vraiment. Tant qu'il avance, il fait fonctionner sa machine personnelle à produire de l'énergie et des émotions positives. À la dureté impitoyable du rocher, il répond par le mouvement. Malgré ses petits pas, il progresse. Il est plus fort que son destin. En résistant, il connaît des plaisirs auxquels ne goûtent pas celles et ceux qui sont parfaitement tranquilles. Il se sent supérieur à son destin. Son cerveau est plus fort que le rocher. Ceux qui sont installés tout en haut de leur carrière ou de leur montagne sont moins contents que ceux qui cherchent à grimper. Ce n'est pas la richesse, intellectuelle ou financière, qui fait le bonheur, c'est l'enrichissement, le progrès, la découverte. Nous avons autant besoin de libérations que de liberté, de conquêtes à venir que de possessions. Le plus important est l'action, et la confiance que l'on a dans le pouvoir de cette action. Le résultat suit toujours. Avec le bon sens, on n'avance pas toujours droit. Il arrive que l'on recule quand la situation l'impose, mais on ne se perd jamais complètement.

Trouver du courage en poussant son rocher ne va quand même pas de soi. Pour y arriver, il faut un peu d'entraînement et quelques conseils pratiques. Les Sisyphe que nous sommes ont besoin de gestes simples, de bons aliments, de petits changements dans leur manière de penser. On les essaye, on en fait une habitude et ils nous font du bien.

Une histoire du Talmud va dans le même sens que celle de Sisyphe. Un homme heureux et un homme triste sont engagés pour remplir toute la journée un seau troué. Comment fait-on la différence entre l'homme triste et l'homme heureux ? Tous les deux versent de l'eau dans le seau. Le pessimiste se fâche, s'énerve contre ce travail inutile. Le sage est heureux d'avoir trouvé un emploi, une mission. Il se réjouit de gagner sa vie et d'occuper son temps. Il anticipe, se projette et voit une étape vers la réussite là où le pessimiste ne voit qu'une impasse. En gardant son énergie, il trouvera vite un autre gagne-pain plus rémunérateur, avec plus de sens. Même quand son seau est vide, l'homme heureux ne perd pas confiance dans ses ressources d'évolution ou de résistance.

1. LE BON SENS DE LA PRÉHISTOIRE : CONFIANCE EN SA NATURE

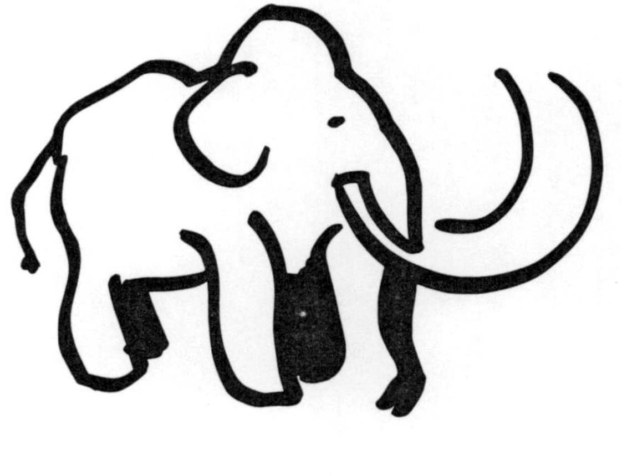

« C'est un excellent entraînement intellectuel que d'avoir en soi-même une confiance exagérée. »

Tristan Bernard

« Le premier homme de la Préhistoire qui a composé un bouquet de fleurs fut le premier à quitter l'état animal. Il comprit l'utilité de l'inutile. »

Okakura Kakuzo,
Le Livre du thé

Nos premiers maîtres en bon sens ne sont pas passés à la postérité. Ils ne nous ont pas transmis de textes non plus. Mais tout ce que nous apprenons d'eux ramène à l'essentiel. Leur mode de vie, leurs œuvres d'art, leurs remèdes sont une mine de conseils à utiliser au quotidien. La première leçon venue de la Préhistoire est simple. Il faut avoir confiance en soi et en ses capacités d'adaptation. Les peuples de la Préhistoire qui ont fait preuve de confiance ont duré. Ils ont tellement marché, tellement mangé et se sont tant bagarrés qu'ils ont conquis la terre.

Après l'australopithèque, ou singe austral, il y a 2,5 millions d'années, sont apparus les hommes et les femmes de la Préhistoire. Ceux qui vivaient en Europe ou en Asie ont pu résister au froid comme aux glaces. On les a appelés *Homo neanderthalensis*. Leurs premiers ossements ont été retrouvés en Allemagne, dans la grotte de Neander. L'*Homo erectus* a supporté pendant deux millions d'années le climat et l'environnement de l'Asie occidentale. L'*Homo solens* de la vallée de Solo vivait parfaitement sous les tropiques. Les femmes et les hommes de la Préhistoire ont expérimenté l'importance de la résistance. Ils ont connu et surmonté les dangers que leur faisaient courir les autres êtres vivants de la planète. Ils étaient à la portée de griffes ou de dents des prédateurs et du gros gibier qui pouvait être dangereux. Sans armes ni protections, ils survivaient en courant, en rusant, en se cachant. Ils cueillaient des plantes, mangeaient des insectes ou les petits animaux qu'ils arrivaient à chasser, se régalaient d'une charogne abandonnée par des carnassiers plus violents qu'eux. Ces inventeurs de la confiance en soi ont vécu il y a 5 000 ou 500 000 ans.

Le bonheur de la Préhistoire est un bonheur qui s'affirme, qui innove, qui utilise au mieux ses pouvoirs comme ses compétences. L'histoire a donné raison aux plus entreprenants. Les *Homo sapiens* étaient probablement moins puissants physiquement que d'autres peuples, ils ont néanmoins pris le dessus sur les *Homo neanderthalensis*. Ils ont conquis plus de territoires, se sont mieux organisés. Ils n'avaient ni une meilleure nature ni une meilleure constitution, mais ils avaient davantage de confiance en eux et savaient tirer profit de leurs talents naturels.

LA FORCE DE LA CONFIANCE

Les spécialistes de la Préhistoire admirent la révolution intellectuelle portée par l'*Homo sapiens*. Ils louent sa créativité, sa maîtrise des concepts abstraits, sa mémoire. Je suis encore plus impressionné par son assurance que par ses prouesses intellectuelles. L'intelligence de l'*Homo sapiens* est une intelligence sans complexe, sans peur de l'avenir tant celui-ci est inconnu. Elle est tournée vers le futur et le progrès. Les pages de son histoire sont vierges. Il les remplit à tour de bras sans plumes ni ordinateurs. Ils ont tellement à inventer, à découvrir, à initier, qu'ils n'ont pas le temps d'avoir des états d'âme. Il y a 70 000 ans et même avant, les femmes et les hommes de la Préhistoire découvraient la puissance de leur cerveau, producteur d'émotions, de réflexion comme de stratégie. Mieux, ils osaient s'en servir. Ils en usaient avec une énergie et un talent que rien ne pouvait arrêter. En traversant les mers, ils sont arrivés en Australie. Pour conquérir la terre ou agrandir leur terrain de jeu, ils ont créé les bateaux, les arcs, les flèches, les lampes à huile, la couture. À force d'assurance et d'esprit d'entreprise, ils ont inventé le commerce, l'art avec la peinture murale et la sculpture. Les psychothérapies d'affirmation de soi s'inspirent sans le savoir de la confiance préhistorique. Elles apprennent à prendre des initiatives, à exprimer ses émotions et à ne pas s'inquiéter pour rien. Imaginez un groupe de jeunes filles et de jeunes gens timides, jouant des scènes qui musclent leur affirmation de soi. Ils s'entraînent à parler d'eux avec des inconnus, des amis, des personnes qui leur plaisent ou les émoustillent. Ils apprennent à engager la conversation avec les clients d'un restaurant ou des danseurs dans une soirée. Après chaque jeu de rôle, ils notent leurs pensées aussi bien que leurs comportements pour être encore plus confiants. Je suis sûr que leur travail sur l'affirmation de soi irait bien plus vite s'ils rencontraient un homme ou une femme de la Préhistoire. Imaginez un homme timide, une femme stressée, un adolescent casanier partager pendant quelques jours la vie des peuples de la Préhistoire.

La confiance en soi protège dans toutes les situations. Ce qui était vrai à la Préhistoire l'est resté jusqu'à aujourd'hui. La confiance est utile à ceux qui vont bien comme à ceux qui sont anxieux, à ceux qui sont tranquilles et à ceux qui doivent affronter des dangers et des difficultés. Elle permet de dire ce dont on a envie, ce dont on a besoin, ce que l'on pense. Avec une bonne dose de confiance en soi, on agit au mieux de ses intérêts, on exerce ses droits sans agresser les autres. Les hommes et les femmes qui ont confiance en eux savent reconnaître leurs qualités, leurs compétences ainsi que leurs succès. Un niveau suffisant de confiance préserve des maladies en diminuant le stress et avec lui les pics d'adrénaline. Les femmes ou hommes confiants ont des artères en meilleure santé. Ils sont aussi plus séduisants, plus entourés, plus riches et plus heureux dans leur travail. Je me souviens d'un jeune homme qui se plaignait de ne jamais obtenir ce dont il avait envie. Il me disait : « J'attends longtemps, j'essaie de me faire comprendre en espérant que mes amis ou ma famille devinent mes désirs. » Je lui ai proposé d'essayer la communication *Homo sapiens* avec quand même un peu plus de douceur dans l'expression. Il a essayé et adoré. « Depuis que je dis clairement ce dont j'ai envie, je suis moins tendu, moins énervé. En plus, on me comprend mieux. »

Redécouvrir le bavardage

Une autre force de l'*Homo sapiens* est son langage. Sans *smileys*, sans imparfaits du subjonctif non plus, il se débrouille très bien. La langue de la Préhistoire est à la fois utilitaire, affective et communicative. L'*Homo sapiens* sait envoyer des messages de survie. Il peut par un code précis prévenir ses congénères d'un danger imminent. Dans *Sapiens*, Yuval Noah Harari pense que le premier message de l'humanité a été : « Faites attention aux lions qui arrivent. » Mais la langue *sapiens* ne se limite pas à ces alertes. La femme ou l'homme de la Préhistoire explique ce qu'est un lion et discute avec ses camarades de tribu de la meilleure manière d'y résister. Quand la menace s'est éloignée, les *Sapiens* continuent à discuter de tout ou de rien, parlent de leurs voisins, des autres tribus, du temps qu'il fait aussi bien que du menu du dernier restaurant préhistorique qui vient d'ouvrir. Rien de bien différent de notre propre utilisation du langage. Cette parole automatique garde l'attention éveillée et les neurones en forme. Vous pouvez toujours regretter que les plus jeunes maltraitent l'orthographe à coups de SMS. Cet échange permanent leur fait du bien. Il entretient leur intelligence sociale. Les peuples de la Préhistoire faisaient de même. Ils n'avaient pas honte de bavarder, de jacasser. Leurs paroles, même futiles, leur donnaient confiance. Elles ont permis à leur cerveau de se développer.

On mésestime la puissance du bavardage sur l'esprit comme sur le cerveau ou l'intelligence. Grâce au bavardage, des groupes, des tribus se créent et des stratégies s'organisent. C'est en bavardant que l'on devient un grand chasseur ou que l'on domine le monde. Le bavardage connecte les mots avec les émotions. Il est concret. En craignant d'appeler un chat un chat, on risque de ne plus voir venir les lions. Autre danger : le silence. Comparez les usagers du métro aux peuples de la Préhistoire qui bavardent en marchant. Les passagers du métro ne se parlent pas, ne se regardent même pas. Le groupe qu'ils forment n'a rien à communiquer, rien à partager. Ils produisent bien moins d'émotion et d'énergie qu'une tribu de Neandertal en vadrouille entre des bêtes sauvages ou des glaciers. Il est temps de réhabiliter le bavardage. En souvenir des bavardages de la Préhistoire, assumez vos SMS répétitifs, vos discussions sur le temps, les saisons ou toute autre banalité. Commencez par bavarder, les vraies émotions suivront.

Apprendre à bavarder

En s'inspirant des paroles de la Préhistoire, un laboratoire américain de psychologie a édicté les règles du « bon » bavardage :

– Peu importe le contenu de ce que l'on dit, l'essentiel est de parler.
– Garder un contact visuel.
– Ne pas arrêter de parler plus de cinq secondes.
– Ne pas utiliser de mots ou de tournures impossibles à comprendre.
– Sourire le plus possible.
– Chercher à être compréhensible plutôt que convaincant.
– Ne pas trop remuer sa tête, ses bras ou le reste de son corps pour ne pas être agaçant ou déconcentrer.

La potion magique de la Préhistoire : nouveauté, conquête et autonomie

Une nouvelle tendance de la psychologie est de rechercher les personnalités résistantes, moins exposées au stress et à la déprime. On commence à décrire des caractères d'hommes et de femmes plus heureux, plus solides, plus résilients que les autres. Il existe des manières de penser et de vivre qui entretiennent la bonne humeur tout autant que la santé physique. Les qualités dont on a besoin pour rester en forme sont :

– l'ouverture à la nouveauté,
– la tolérance à l'incertitude,
– l'esprit entreprenant et optimiste,
– l'autonomie dans la vie quotidienne au travail ou en amour.

Ces qualités tracent le portrait-robot des peuples préhistoriques. Les *Homo sapiens* et *neanderthalensis*, ou Néandertaliens, les ont toutes possédées. Et pourtant, ils ne connaissaient pas encore la psychologie positive ni les déterminants de la bonne humeur. C'était pour eux un état naturel autant qu'une condition de survie. Ils ont dû aimer la nouveauté pour inventer tout ce qui n'existait pas avant eux. Ils ont toléré l'incertitude et ne pouvaient être qu'autonomes.

Cette énergie bagarreuse est aujourd'hui menacée de partout. Le bonheur moderne est défensif ou routinier. Nous cherchons et finissons par trouver le meilleur mode de vie possible. Mais dès que nous y sommes arrivés, nous sommes perdus. Nous nous condamnons à répéter les mêmes repas, les mêmes vacances, les mêmes réunions avec les mêmes personnes sous prétexte que tout cela nous a fait du bien une fois. Il est urgent de réveiller le *Sapiens* qui est en nous, qui ne dort que d'un œil, qui va se remettre en marche vers de nouveaux territoires à défricher.

Fausses protections et angoisses modernes	**Confiance préhistorique**
Inquiétude pour l'avenir	Optimisme de survie obligatoire
Principe de précaution, évitement des dangers	Nécessité de prise de risque
Recherche d'habitudes rassurantes	Découverte du feu, du fer, de nouveaux territoires
Peur d'exprimer ses désirs	Affirmation de ses besoins fondamentaux
Peur de l'imprévu	Vie avec l'imprévu
Dépendance à la technologie	Aucune technologie disponible ou seulement celle que l'on se construit
Langage compliqué, prudent et rare	Bavardage permanent et direct

Une recherche du département de psychologie de San Francisco vient de découvrir un nouveau type de personnalité programmée pour le bien-être comme pour la santé. Cette personnalité résiliente ressemble étrangement à ce que nous savons ou croyons savoir du caractère néandertalien. Elle est :

– bavarde, parlant même pour ne rien dire,

– sociable, sociale, amicale, presque grégaire, vivant en groupe avec des amis ou des parents qui partagent ses projets et ses valeurs,

– autonome pour les choix essentiels de sa vie,
– consciente de ses réussites comme de ses innovations,
– extravertie, exprimant facilement ses émotions aussi bien que ses pensées.

Ne vous moquez plus de vos amis les plus bavards ou extravertis. Même s'ils lassent ou agacent parfois, quand ils abusent des mauvaises blagues ou des tapes dans le dos, ils ont raison. Ils possèdent sans le savoir les gènes et les traits de personnalité protecteurs venus de la Préhistoire. Ils sont les mieux équipés pour affronter les prochaines menaces que connaîtra l'humanité dans un an ou un siècle. Une universitaire chypriote a mis au point un programme d'entraînement à l'extraversion. Elle a trouvé les trois types de personnes qui nous intimident le plus. C'est selon elle les personnes étrangères – celles que l'on ne connaît pas et qui ne nous ont jamais été présentées –, les figures d'autorité – que ce soit au travail, ou des personnes dépositaires de l'autorité par leur fonction –, et les personnes du sexe opposé. La psychologue chypriote conseille de chercher un exemple proche de soi dans ces trois catégories. Puis elle invite à parler, à poser une question ou faire une confidence à un membre de ces trois catégories. Ceux qui ont terminé l'exercice commencent à éprouver de la confiance préhistorique et ils sont plus extravertis.

Le secret des chamanes

Les médecins de la Préhistoire ne nous ont pas laissé de traité détaillant l'art de vivre de leur époque.

Les recherches sur la médecine préhistorique n'ont pas retrouvé la trace d'un Hippocrate *sapiens*. Les traités de médecine préhistorique posent davantage de questions qu'ils ne donnent de réponses. Les seules informations dont on soit sûr ont trait aux maladies. Les peuples de la Préhistoire étaient malades comme nous, ils souffraient des mêmes symptômes que ceux dont nous souffrons encore aujourd'hui. De là à savoir exactement comment se passait une consultation médicale préhistorique, il y a un pas. Pour essayer de comprendre, les savants ont étudié les murs peints de la Préhistoire. Quelques fresques montrent des séances de soin assez étranges et parfois inquiétantes mélangeant de la magie, de la religion avec de drôles de traitements. Ces premiers médecins de l'histoire de l'humanité ne manquaient pas de ressources ni d'esprit d'invention. Ils n'étaient pas spécialisés dans une discipline médicale. On pouvait changer facilement de spécialité à l'époque. On exerçait successivement comme sorcier, psychiatre ou chirurgien. Les praticiens de la Préhistoire devaient se faire respecter par d'autres qualités que leurs titres ou leurs diplômes. Certaines fresques présentent des traitements en groupe avec un public qui assiste à la séance. Il est très possible que dans une même consultation un médecin préhistorique ait eu à traiter un coup de folie, une femme enceinte, une infection ou une fracture. Les deux piliers de cette médecine étaient l'usage des plantes et l'incantation. Il fallait en appeler aux puissances supérieures, au sort comme à l'imagination du malade. Entre deux transes, le médecin de la Préhistoire partait cueillir ses remèdes dans la nature.

Le praticien qui ressemble le plus à un médecin de la Préhistoire est le chamane. Il guérit pendant une cérémonie qui tient de la religion autant que de la consultation individuelle ou en groupe. À regarder comment travaillent encore les chamanes aujourd'hui, on devine ce que pouvait être la médecine préhistorique. Imaginez-vous en consultation chez votre chamane traitant. Il vous accueille avec beaucoup de cérémonial. Pas sûr qu'il vous guérisse de votre grippe, mais il va vous faire rêver puis mobiliser vos émotions. Il vous embarque pour un voyage dans le temps et l'espace dont vous reviendrez différent. Après une mort symbolique, le consultant voyageur ressort métamorphosé, reconnecté à une nouvelle réalité. Les chamanes ont à leur portée peu de médicaments qui soignent vraiment mais beaucoup de drogues hallucinogènes. Ils s'en servent pour ouvrir en vous ce qu'ils appellent des canaux de perception nouveaux. Tout est bon pour vous faire rêver, délirer en espérant vous soigner. Un bon chamane sait aussi chanter et danser. Il vous embarque vers un autre monde, un endroit où les âmes sont palpables, où le temps est élastique et où les étoiles racontent des histoires.

Un chamane suisse, Laurent Huguelit, a décrit une pratique proche de celle des médecins de la Préhistoire. Au passage, il donne une leçon dont peut se servir la médecine du bon sens d'aujourd'hui. Ce qui fait la force d'un chamane, c'est sa capacité à être complètement vide, sans idée préconçue sur ce qui va arriver. Plus on est ouvert aux forces de la nature, plus le travail sur le corps comme sur l'esprit peut se faire. Une psychiatre qui avait expérimenté ce chamanisme suisse a connu d'étranges sensations. Elle a ressenti une bataille entre son mental qui cherchait à raisonner, à comprendre, à maîtriser et un « quelque chose d'organique » qui ne ressemblait à rien de connu. Elle est tombée en arrière puis a éprouvé une sorte d'accouchement par le haut ou par la bouche sans la moindre idée de ce qui allait sortir d'elle. La psychiatre chamanisée avait accepté de devenir observatrice de ce qui lui arrivait. Je suis sûr que cette expérience l'a aidée dans la suite de sa pratique. Tout bon psychothérapeute ou tout bon médecin est un chamane qui s'ignore. Il voyage et fait voyager celles et ceux qui le consultent. Aucun travail sur l'esprit n'est possible si l'on n'est pas prêt à se laisser surprendre par ce qui vient de l'intérieur de son patient ou de soi et que l'on se refuse d'habitude à voir.

Petit exercice de chamanisme quotidien

Vous pouvez faire voyager votre esprit plus facilement que vous ne le croyez. Vous avez gardé en vous une âme de chamane capable de rêver et de lâcher prise. En fermant les yeux, **imaginez-vous en oiseau** passant au-dessus de votre ville ou d'un pays inconnu. Le soir, avant de vous endormir, **jouez au jeu du poisson**. Vous plongez dans une eau chaude ou froide, vous vous laissez porter par le courant puis vous remontez à la surface. Le poids de votre corps change pendant que vous traversez des zones d'eau chaude ou plus fraîche. Visualisez votre remontée à la surface dès que vous avez envie de mettre fin à l'expérience. Reprenez de l'air après votre plongée puis profitez de votre nouvel état. Vous irez encore plus loin dans le chamanisme avec une astuce d'autohypnose. Rapprochez vos mains le plus près et le plus lentement possible sans qu'elles se touchent. Testez les forces d'attraction qui poussent vos mains l'une contre l'autre. Mesurez aussi les forces de répulsion. Quand vos doigts finissent par se rencontrer, après quelques minutes, vous êtes au plus profond de votre expérience chamanique.

Les premiers médicaments naturels

Vous refusez tout médicament, estimant que prendre un produit chimique est dangereux ? Je ne suis pas sûr que vous ayez toujours raison. Les médecins de la Préhistoire n'auraient pas été d'accord avec vous. Il ne faut bien sûr pas abuser des traitements contre la douleur et il vaut mieux s'endormir naturellement sans somnifère. Mais refuser systématiquement les médicaments est aussi dangereux qu'en prendre sans motif, à tort et à travers. Même les peuples de la Préhistoire fabriquaient des médicaments à partir des ressources naturelles et ils s'en servaient pour se soigner. Les sorciers de la Préhistoire ont été les premiers chimistes et les premiers pharmaciens. Ils se guérissaient avec des plantes, mais pas n'importe lesquelles. Ils prenaient le temps de les choisir, de les transformer en remèdes. Ils produisaient des substances que nous utilisons encore aujourd'hui.

Même si leurs techniques d'extraction des produits actifs n'étaient pas les mêmes, leur sens de l'observation n'avait rien à envier à celui des scientifiques d'aujourd'hui. En faisant mâcher des feuilles de saule à un homme atteint de fièvre, ils faisaient baisser sa température. Les médecins chamanes en avaient conclu que la feuille de saule contenait un composé qui agit sur la fièvre. Les études qui ont suivi démontrent qu'ils avaient bien raison de se soigner avec les feuilles de cet arbre. Le saule contient en effet de l'acide salicylique – le nom chimique de l'aspirine –, ce qu'on a découvert une dizaine ou une centaine de milliers d'années plus tard. La prochaine fois que vous prendrez de l'aspirine, vous pourrez vous rappeler que ce médicament est l'un des plus anciens auxquels l'homme a eu accès.

Les Néandertaliens d'El Sidron se servaient aussi d'autres molécules encore plus ciblées, plus proches de nos traitements actuels. Il y a plus de 40 000 ans, ils administraient des moisissures, riches en pénicilline, pour traiter leurs infections dentaires. L'effet sur l'infection et la douleur était impressionnant. D'autres ont extrait d'un arbre, la cinchona, de la quinine active sur le paludisme.

La pharmacopée des femmes et hommes préhistoriques n'a pas fini de nous surprendre. En 1991, la momie d'un homme ayant vécu 3 200 ans avant notre ère a été découverte. Les paléontologues l'ont appelé Ötzi. Son corps fort bien conservé dans de la glace présentait des traces d'orties et de champignons. Ces plantes n'entrent plus aujourd'hui dans la composition de médicaments. On n'en tire ni de l'aspirine ni des antibiotiques. Pourtant elles sont prises au sérieux par celles et ceux qui veulent se soigner au naturel. On ne compte pas le nombre de traitements « bio » qui font appel aux orties et, plus rarement, aux champignons. Les feuilles d'ortie sont utilisées en tisane que l'on fait bouillir pendant dix minutes ou en décoction dans l'eau froide. Les racines d'ortie se font aussi bouillir dans l'eau, cinquante grammes de racines dans un litre d'eau. Ces boissons à base d'ortie n'ont pas été testées avec autant de précision qu'un médicament. Elles pourraient agir sur l'inflammation ou les douleurs.

Les médecins-sorciers de la Préhistoire savaient également réduire les fractures, réaligner les membres brisés et cicatriser les blessures. Le premier homme de Neandertal, découvert en Rhénanie, s'était cassé le coude. Les radiologues ont diagnostiqué une fracture quelques dizaines de milliers d'années plus tard en analysant son squelette. Il était temps ! En regardant ses os de plus près, les radiologues ont été surpris par les images de son bras : l'os s'était particulièrement bien consolidé. L'homme de Neandertal s'était rééduqué lui-même. Il avait retrouvé tout seul, ou peut-être après des consultations chez un orthopédiste préhistorique, des articulations normales.

Pour la bonne humeur et contre la déprime, les traitements étaient beaucoup plus violents. Pas de plantes contre la tristesse, mais les grands moyens. Ceux qui n'avaient pas été guéris par une danse chamanique subissaient la trépanation. Le sorcier leur faisait un petit trou dans le crâne pour en faire sortir les mauvais esprits ou la tristesse. Ce traitement a été découvert par les paléontologues qui ont travaillé sur des crânes anciens. Ceux-ci avaient été percés très proprement avec des instruments quasi chirurgicaux. Les trous étaient presque tous situés au même endroit – dans la partie temporale du crâne, sur le côté de la tête, au-dessus des oreilles. À ce niveau, la trépanation paraît un peu moins dangereuse, avec quelques chances de survie en plus. On a longtemps cru que ces opérations étaient pratiquées après des accidents ou des agressions d'animaux sauvages. Mais il a fallu se rendre à l'évidence, les hommes préhistoriques exerçaient leur étrange chirurgie de l'âme pour guérir ceux qui se sentaient mal. Dans la grotte des Trois-Frères de la vallée de l'Ariège, une fresque représente un chirurgien-sorcier qui préside une cérémonie religieuse, invoque des divinités puis fait sortir le mal d'un crâne en perçant l'os temporal d'un Néandertalien neurasthénique. Le plus souvent, heureusement, les médecins de la Préhistoire n'allaient pas jusque-là. Ils se limitaient aux incantations, provoquaient une transe, un état d'hypnose, de renaissance symbolique, de rêve éveillé, un voyage dans le temps et l'espace.

LE BIEN-ÊTRE PAR L'HISTOIRE

Regardez les tables sur lesquelles les libraires présentent les livres, vous trouverez surtout des romans et des essais. Cependant, deux rayons prennent de plus en plus de place : les livres de développement personnel et les livres d'histoire. Jusque-là rien d'étonnant. Mais que diriez-vous d'une librairie qui regrouperait ces deux rayons en un seul ? Vous seriez sans doute surpris au début, mais vous finiriez par accepter ce rapprochement entre histoire et bien-être. Les livres d'histoire font du bien au moral. Ils pourraient tout à fait être remboursés par l'assurance maladie. S'ils étaient vendus en pharmacie, on trouverait sur leur couverture un résumé de leurs propriétés thérapeutiques avec la dose moyenne de dépaysement par page, la dose de distraction et la dose de réflexion. L'effet de leur lecture est immédiat. Dès que vous vous intéressez à une autre époque que la vôtre, vous changez de point de vue sur ce qui vous arrive. Vous pouvez vous plonger dans l'Histoire par un roman, un essai ou même un film. Qu'importe le véhicule qui vous sert à voyager dans le temps. Seuls comptent le dépaysement et le changement d'époque. Votre cousin ou votre amie passionnés par les royautés anglaises, la résistance contre le nazisme, la vie de Karl Marx ou celle de Bouddha ont l'air épanouis. Ne cherchez plus la raison de leur bien-être. Leur voyage dans le passé leur fait mieux supporter le présent.

La Préhistoire est la période idéale à étudier pour se détendre. Avec elle, vous remontez le plus loin possible dans le temps et faites un exercice de comparaison rassurant. Même si votre quotidien vous tourmente et que vous vivez dans l'insécurité, vous êtes moins en danger que les peuples de la Préhistoire. Ce jeu avec le passé vous permet de prendre de la distance avec ce qui vous inquiète. On appelle aussi cette technique la décentration. Lorsque vous vous mettez à la place de quelqu'un d'autre venant d'un autre temps et que vous vous comparez à lui, vos motifs d'angoisse ne sont plus au centre de votre esprit. Vous apprenez à relativiser. C'est grâce à l'effet de **décentration** que nous aimons aussi les histoires horribles. Vous pratiquez la décentration quand vous suivez les détails d'un fait divers ou que vous vous laissez prendre par les aventures d'un tueur en série. Il y a même un plaisir coupable mais bien réel à entendre les autres vous raconter leurs malheurs.

La force de l'exemple et de la distraction

Si vous regardez quelqu'un qui se gratte, vous éprouvez en quelques secondes l'envie de vous gratter vous aussi. C'est l'effet exemple ou imitation. Chez les personnes atteintes d'une maladie de peau provoquant « objectivement » l'envie de se gratter, la distraction diminue les démangeaisons. Quand ils s'intéressent à une autre situation que la leur, les zones cérébrales stimulées par la démangeaison s'apaisent. C'est l'effet décentration ou distraction. Il ne se limite pas aux démangeaisons. Ce qui nous fait réfléchir ou nous émeut crée une décentration.

Quand la vie vous paraît impossible parce que votre téléphone n'a plus de batterie ou que le réseau Internet vous joue des tours, pratiquez le décentrage dans le temps. Imaginez-vous en femme ou homme préhistorique. Ils auraient bien échangé leurs soucis quotidiens contre les vôtres. Vous voulez aller plus loin ? Remplissez deux colonnes sur une page en comparant vos menaces dans l'ici et maintenant (ce qui me fait peur aujourd'hui) aux menaces des femmes et hommes de la Préhistoire (ce qui leur faisait peur ou qui ne me menace plus).

	Ici et maintenant	**À l'âge de Neandertal**
– les dangers physiques – les risques sur la santé et la sécurité – les effets du climat – les aides et les protections possibles		

Les plus inquiets pour leur santé se rappelleront que 60 à 80 % des hommes préhistoriques mouraient avant l'âge de trente ans et 90 à 95 % avant quarante ans. Certes, vous n'allez pas guérir complètement de vos angoisses par la Préhistoire, mais vous vous donnerez un peu d'air.

RETROUVER SON POIDS DE FORME GRÂCE À LA PRÉHISTOIRE

J'aimerais qu'un médecin de l'époque préhistorique se tienne devant mon bureau quand je reçois des complexés de la faim. Ces derniers sont de plus en plus nombreux à se sentir malades à cause de leur poids, de leur ligne ou de leur régime. Ils ne se contentent pas d'appliquer les règles diététiques de bon sens, ils recherchent un régime exceptionnel, épuré, détoxifiant, sans sucre ni gluten. Ils ne veulent pas seulement calmer leur faim et contrôler leur poids, ils attendent des aliments un effet sur leurs émotions et sur leur qualité de vie. Mon collègue de la Préhistoire saurait mieux que moi les détendre en leur racontant comment on mangeait à son époque. On se faisait un festin de tout fruit, de toute plante ou de tout animal passant à sa portée. Je prescrirais bien un voyage dans le passé plutôt qu'un séjour en cure thermale à celles et ceux qui sont fâchés avec leur poids, leur intestin et l'image de leur corps. Ils en rapporteraient des idées simples pour manger plus tranquillement.

Si les *Sapiens* et les Néandertaliens ont résisté aux famines, au froid et à la sécheresse, c'est qu'ils savaient varier leur alimentation. Les gastronomes modernes soucieux de leur santé ont perdu le sens de la variété. Ils excluent de plus en plus d'aliments. Il y a ceux dont le goût déplaît, ceux dont on leur a dit qu'ils font du mal, ceux enfin dont ils ont l'impression qu'ils ne leur font pas du bien. Il ne reste que quelques légumes sélectionnés et quelques autres produits triés, choisis comme une base incontournable de tous les repas. Le plat qui fait du bien devient le plat du jour qui se répète du lundi au dimanche. Si vous voulez appliquer une leçon des *Sapiens*, profitez du plus grand nombre d'aliments possible. Le salut est dans l'adaptation et dans la diversité. Varier ses repas procure du plaisir, stimule le corps et l'esprit. Les *Sapiens* se régalaient de fruits sauvages, de champignons, de poissons, de gibiers. Si l'un d'eux manquait, végétal ou animal, ils le remplaçaient sans regret. Ils étaient plus souples qu'un amateur moderne de pain complet qui ne trouve pas sa ration de céréales. Les anciens exploitaient toutes les ressources de la terre. Les nouveaux puristes se laisseraient dépérir plutôt que de transgresser les règles de santé qu'ils se sont fixées. Le bon sens tient parfois dans la capacité à changer d'avis.

Les recherches les plus récentes sur la flore intestinale donnent raison à celles et ceux qui mangent de tout. Ceux qui n'ont pas de repas routiniers ou répétitifs ont des souches de bactéries plus variées dans leur microbiote. La diversité leur fait du bien. Un microbiote aux souches plus diversifiées protège mieux la santé. Il résiste mieux aux agressions et il rend plus résistant. Les études des bactéries de l'intestin sont en train de confirmer la supériorité des assoiffés de nouveauté sur les obsédés du plat idéal. Mieux vaut donc manger en *Sapiens* qu'en puriste moderne excluant trop d'aliments et se limitant à quelques composés « sûrs », « purs » ou « non toxiques ».

Arrêter les régimes frustrants

Représentez-vous une tribu d'*Homo sapiens* partie à la chasse. Ils envoient leurs lances et leurs épieux en bois. On en a retrouvé à Schöningen en Allemagne. Sous leurs armes, tombent des mammouths, des cerfs, des sangliers. La tribu se presse autour des proies qu'ils ont tuées. Ils vont les préparer pour les manger. C'est à ce moment-là qu'arrive un expert en nutrition. Il estime le nombre de calories total disponible, le taux de gras. Sûr de ses calculs, il n'autorise qu'une petite part de mammouth par personne. Il est formel. Ceux qui ne suivront pas ses conseils mettent leur santé en danger. Cette scène, inimaginable à la Préhistoire, devient banale aujourd'hui. Il est normal de se contraindre, de se faire violence et inhabituel de se faire plaisir. Il ne tient pourtant qu'à nous de retrouver une confiance préhistorique face à nos assiettes. Les femmes et hommes de la Préhistoire se nourrissaient des produits de leur chasse et plus tard du fruit de leur culture. Ils luttaient pour obtenir leur nourriture puis ils en profitaient fièrement. Ils mangeaient ce qui était à leur portée, sans se poser de question. Il ne leur serait jamais venu à l'idée de gâcher certaines proies ou de s'imposer un régime restrictif. La peur panique de l'obésité leur était étrangère. Les hommes d'autrefois ne pesaient pas leurs aliments et ne calculaient pas leurs calories. Ne pas profiter des ressources quand elles étaient devant eux leur aurait semblé irresponsable.

Nous pourrions nous inspirer de cette pratique pour ne plus faire du régime une torture contemporaine. On peut et on doit équilibrer son alimentation mais sans se priver ou s'imposer des interdits alimentaires aussi inutiles que contraignants. Les recherches sur les relations entre cerveau et nutrition donnent plus raison aux hommes préhistoriques qu'aux adeptes de la mortification. Trop se priver de calories est dangereux. Ce n'est bon à long terme ni pour la santé ni pour la ligne. Chaque régime augmente le risque de prise de poids dès qu'on recommence à manger à volonté à la fin de la diète. Les plus grands pratiquants des régimes peuvent même finir obèses seulement à cause de leur enchaînement de régimes. Les études sur le poids vont définitivement dans le sens des *Sapiens* anti-régime. Ceux qui ont fait le plus de régimes restrictifs sont plus menacés par le surpoids que ceux qui appliquent quelques principes de bon sens à leur alimentation. On maigrit en changeant ses mauvaises habitudes plutôt qu'en s'affamant pour un mois ou pour une vie.

De la Préhistoire à aujourd'hui, notre nature nous pousse à manger. Il faut l'écouter et nous nourrir en liberté selon nos goûts et nos humeurs, parfois nous devons nous modérer mais sans nous interdire de plaisirs.

Les effets toxiques des régimes restrictifs sont de mieux en mieux compris. Ils font grossir aussitôt qu'on les arrête parce qu'ils rendent plus sensibles à la faim. On peut comparer le cerveau d'une personne qui a fait un régime ou plusieurs régimes à celui d'une autre qui a toujours mangé à sa faim. En dix ans ceux qui n'ont pas fait de régime ont un cerveau plus apaisé face à la nourriture. Le cerveau que l'on n'a pas privé réagit moins aux aliments sucrés ou salés. Les neurones sont moins stimulés quand on leur présente une photographie de gâteau ou de frites. Les femmes et hommes qui ne se sont pas frustrés sur les calories ressentent moins d'envie de se précipiter dans une boulangerie ou un *fast-food.* Ils tolèrent mieux leurs fringales. Ils résistent plus aux publicités alléchantes. Leur score de réactivité neuronale et émotionnelle est plus faible. C'est une constante de notre nature ou de notre instinct. Tout ce que l'on nous interdit ou que l'on s'interdit soi-même devient d'autant plus excitant et désirable.

Il y a quand même une exception à cette interdiction d'interdire. Celles et ceux qui ont un vrai excès de poids doivent passer par un temps de restriction. Mais même chez eux, le régime n'est que transitoire, c'est une étape vers la redécouverte d'une alimentation sans contrainte ni excès. La position de la lutte ne peut pas se tenir longtemps. Seule la redécouverte de l'harmonie, ou l'équilibre entre ses envies et ses vrais besoins, protège et guérit.

Protéger la graisse de son cerveau

Le premier aliment dont ont raffolé les hommes et les femmes préhistoriques n'était pas vraiment diététique. Il était plutôt gras et n'aurait pas été retenu dans des recommandations alimentaires à la recherche du sain, du naturel ou du *light.* Si vous le servez à des amis attentifs à leurs formes, vous n'aurez pas de succès. Passant après les lions et les chacals pour se nourrir, les Néandertaliens, eux, n'avaient pas le choix. Ils prenaient ce qui leur restait et en étaient souvent réduits à extraire la moelle des carcasses. Cette moelle était la première confiserie humaine de l'histoire. Elle avait en outre une grande qualité : la moelle était riche en graisse utile pour nourrir le cerveau. Ceux qui traquent les lipides sur eux ou dans leur assiette oublient que les graisses venues de la moelle osseuse préhistorique ou de tout autre aliment nous ont été bien utiles. Les femmes et hommes de la Préhistoire ont progressé en autonomie comme en activité quand leur cerveau a grossi et qu'il est devenu plus gras. Une des différences entre un cerveau de créature développée et non développée est son pourcentage de graisse. Les primates ont entre 1 et 10 % de masse grasse dans le cerveau. Les hommes plus développés en ont entre 12 et 23 % et les femmes entre 24 et 34 %. Voilà une petite information insuffisamment connue à chuchoter dans l'oreille des hommes qui croient avoir un cerveau supérieur à celui de leurs compagnes ou collègues. Le cerveau de la femme est définitivement plus gras et plus élaboré que celui de l'homme, resté plus proche du primate ! Femme ou homme, l'*Homo sapiens* possède un cerveau beaucoup plus gras et gros que celui des animaux qui les entourent. Son volume est de 1 200 cm^3 et le cerveau des hommes de Neandertal est encore plus gros. La révolution préhistorique, les progrès de la réflexion, la capacité d'inventer, tout cela est peut-être avant tout une question de graisse sous le crâne. Notre cerveau est la partie du corps qui a le plus besoin de cette précieuse graisse.

On en retrouve aux postes clés de l'encéphale, dans les membranes des neurones, dans les synapses – l'endroit où les neurones communiquent – et surtout dans la myéline. La myéline est une gaine de graisse qui permet au cerveau de transmettre ses informations ou ses ordres dans tout le corps, le long des neurones. Cette myéline si importante contient 75 % de lipides dont 30 % de cholestérol. Les graisses, indispensables aux cellules du cerveau, porteuses de communication et de réflexion, proviennent de ce que nous mangeons.

Il faut donc un minimum de graisse dans l'assiette pour garder des neurones en forme. Un cerveau qui manque de graisses ne parvient pas à réfléchir correctement, à se souvenir, à résoudre des problèmes compliqués. Les neurones du centre du cerveau (l'amygdale et les noyaux gris centraux) portent les émotions positives. C'est grâce à eux que nous éprouvons du plaisir, du désir ou de la bonne humeur. Ils ont encore plus besoin de graisse que les autres cellules. La santé est donc dans un juste milieu. L'excès de graisse est toxique pour les vaisseaux avec son risque d'athérome. Mais le manque de graisse est probablement aussi néfaste.

Les mystères du cholestérol sur l'émotion

Un taux trop bas de cholestérol augmente le risque de déprime, de maladie dépressive et même de tentatives de suicide. La notion de bon et de mauvais cholestérol vaut également pour les émotions. La baisse du cholestérol HDL ou bon cholestérol expose à la fois aux maladies cardio-vasculaires et à la dépression. Pour la dépression, le risque supplémentaire est de 10 % quand on manque de cholestérol HDL. Dès que le cholestérol HDL est trop bas, les récepteurs à la sérotonine fonctionnent moins bien. Nous avons besoin de voies porteuses de la sérotonine en bonne forme pour être protégé de la dépression. Ne vous servez quand même pas ce prétexte pour ne plus surveiller vos excès de gras ! Il faut modérer ses apports en acides gras saturés. Il ne suffit pas de manger des frites à la mayonnaise ou de la chantilly à la cuillère pour être heureux.

Un cerveau gros et gras est à la fois un privilège et une contrainte. On s'en sert pour parler, réfléchir, créer. Mais il faut le nourrir et le porter. À la Préhistoire comme aujourd'hui, la femme ou l'homme « neuronaux » doivent céder à tous les caprices de l'organe qui tient à la fois le rôle de chef d'orchestre, de directeur de conscience et d'artiste. Aujourd'hui, notre gros cerveau nous est indispensable et ne nous gêne pas. Il nous permet d'utiliser les ordinateurs les plus compliqués ou même d'en inventer de nouveaux. À la Préhistoire, il n'était pas aussi simple de porter avec soi son gros cerveau et de le garder en forme. L'organe de base de notre confiance et de notre santé pèse 3 % du poids corporel. Il exige un quart des calories que nous recevons. À titre de comparaison, le cerveau des singes ne consomme que 8 % de l'énergie quand leur organisme est au repos. Pour maintenir ce privilège extraordinaire d'un cerveau évolué, nous avons besoin d'une nourriture régulière, suffisante et adaptée à nos besoins physiques. Si les muscles peuvent s'atrophier ou se remuscler, le cerveau en est incapable. Les hommes de la Préhistoire ont été les premiers à subir la dépendance cérébrale à la nourriture. Ils ont payé cher leur intelligence en étant obligés de consacrer du temps à la chasse, la cueillette puis à la culture.

La confiance par le cerveau

Le volume du cerveau est passé de 550 cm^3 chez l'australopithèque (entre 6 millions et 2,5 millions d'années avant notre ère) à 700 cm^3 chez l'*Homo abilis*, 900 cm^3 chez l'*Homo erectus* jusqu'à 1 400 cm^3 chez l'*Homo sapiens*. Ce volume de cerveau, atteint il y a 200 000 ans, reste à peu près le nôtre aujourd'hui. Il a juste un peu diminué.

Aliments cuits et confiance en soi

La domestication du feu date de trois cent mille ans. À cette époque, les Néandertaliens faisaient probablement du feu tous les jours, pour obtenir de la lumière et de la chaleur. Ce feu les protégeait des bêtes sauvages, et grâce à lui, ils ont peu à peu pris l'ascendant sur les animaux. En mettant le feu aux forêts, les peuples de la Préhistoire piégeaient leurs proies et même les gros animaux tombaient plus facilement sous leurs armes – la pyromanie, qui l'eût cru, leur a permis de dominer la planète. Mais surtout, le feu a permis d'inventer une nouvelle cuisine aux pouvoirs extraordinaires. Les plats chauds et cuits étaient plus riches en calories que les aliments crus d'un volume équivalent, le feu a ainsi permis aux femmes et hommes préhistoriques de se confectionner des repas plus nourrissants, différents de l'alimentation des autres êtres vivants. Le feu rend à la fois intelligent grâce à un cerveau bien nourri, mais aussi un peu paresseux des mâchoires. Tout ce qui est cuit devient plus facile à mâcher et à avaler. Se nourrir prend dès lors moins de temps tout en apportant davantage d'énergie. Quand le repas d'un singe à base d'herbes dure cinq heures, l'homme de la Préhistoire se nourrit en seulement une heure. Grâce à la cuisson, la digestion est plus rapide, ce qui laisse plus de temps pour créer, réfléchir ou se battre.

Autre atout du feu : il augmente la diversité des aliments comestibles. Le blé, le riz et les pommes de terre, indigestes crus, ont nourri les hommes et les femmes de la Préhistoire dès que les *Sapiens* ont su les faire cuire. Avantage supplémentaire : le feu est bénéfique pour la santé ; il protège des maladies en tuant les germes et les parasites. Une fois cuite, la nourriture des peuples préhistoriques était à la fois plus saine, plus sûre et plus riche que les racines sauvages qu'ils mangeaient auparavant.

Être capable de faire du feu est donc à la base du pouvoir des peuples de la Préhistoire. Cela leur a permis d'affirmer leur confiance en eux et de prouver leur capacité de transformation de l'environnement. Ce talent distingue définitivement l'homme de l'animal. Les Néandertaliens et les *Sapiens* pouvaient décider de leur régime végétarien ou carnivore, cru ou cuit. Chacun pouvait, avec un simple silex et un bâton à feu, se préparer un repas chaud. Les hommes et femmes préhistoriques étaient fiers de ce talent. Il ne faudrait pas que notre passion moderne pour le cru nous fasse oublier cette qualité spécifiquement humaine.

Les recommandations modernes de la nutrition rappellent les bienfaits du cuit comme du cru. N'excluez pas le feu, la cuisson, de vos habitudes. Certes, les aliments crus restent utiles à la santé, mais il est dangereux de ne manger que ça. Un cerveau sain a besoin d'une alimentation composée en quantité égale de produits cuits et de crudités ; d'aliments légers et d'autres suffisamment riches en calories.

Regardez votre assiette, elle doit contenir une moitié de crudités ou de légumes. Dans un même repas, vous devez manger à parts égales des aliments crus et cuits.

Mâcher pour se sentir bien

Si vous examinez le visage reconstitué d'un homme ou d'une femme de la Préhistoire, vous serez frappé par la taille de sa mâchoire. Il ou elle possède des mandibules impressionnantes. Pourtant, les Néandertaliens ne mâchaient pas de chewing-gum. En revanche, ils se servaient plus que nous de leurs mâchoires. Ils mâchaient des légumes ou des pièces de viande plus consistants que les nôtres – ce n'était pas pour eux une prescription médicale mais une obligation. Cette contrainte leur faisait du bien. Ils n'avaient pas, comme nous, sous la main de la viande hachée, des frites ou des sodas. Leur alimentation naturelle les protégeait malgré eux du syndrome du hamburger trop mou.

À table, les femmes et hommes préhistoriques sont de bons exemples à suivre. Ils préféraient les aliments consistants qu'ils mastiquaient longtemps. Certains spécialistes des comportements stimulants estiment que le mouvement des mâchoires a des actions équivalentes à celles d'un médicament antidéprime. Mâcher calme le stress en stimulant entre autres l'histamine. La ghréline, l'hormone de la satiété, augmente quand on prend le temps de mastiquer. À la mode préhistorique, il n'y avait nul besoin de se charger de calories pour se sentir rassasié. Car mâcher suffit à calmer la faim.

N'hésitez pas, vous aussi, à vous prendre des repas préhistoriques. Gardez les couverts modernes mais retrouvez la convivialité, le bavardage et la mastication des millénaires passés.

Pour mâcher avec autant d'énergie que les peuples de la Préhistoire, vous avez deux solutions.

La plus simple : choisissez, en vous inspirant directement des Néandertaliens, des aliments plus fermes ou plus naturels, puis prenez le temps de les ramollir entre vos dents. Les légumes se mâchent plus longtemps que les plats préparés aussi vite avalés que décongelés.

Une astuce récente : prenez un chewing-gum avant le repas. Les bienfaits de l'effet mâchonnement du chewing-gum viennent d'être confirmés. Ceux qui avaient mâché un chewing-gum quinze minutes avant le repas se sont sentis trois heures plus tard de meilleure humeur et moins affamés. En moyenne, ils ingéraient 70 calories de moins que ceux qui n'avaient rien mâché.

Mastiquer pour résister

Vous vous demandez comment résister aux cocktails ou aux dîners dans lesquels vous mangez toujours trop ? Redécouvrez un comportement à la *Sapiens*. Soyez bavard, convivial, explorateur et masticateur. Faites le tour de tout ce qui est proposé avant de commencer à manger. Commencez par l'aliment le plus consistant et le plus long à mâcher. Vous choisissez par exemple une tranche de pain complet ou des légumes crus. Le temps que vous passez à mastiquer va retarder le moment où vous vous jetterez sur ce qui vous tente le plus.

Manger quand on a faim

Manger seulement les produits de sa cueillette ou de sa chasse protégeait les peuples de la Préhistoire du grignotage. Quand votre réfrigérateur ou vos placards ne sont pas pleins de sucreries, vous devez sortir pour aller chercher votre repas. Représentez-vous en *Sapiens*, partant à la recherche d'animaux ou de plantes qui vont le nourrir. Pendant que vous furetez pour trouver vos fruits ou votre proie, vous anticipez le repas, votre insuline commence à monter et votre organisme se prépare à métaboliser ce que vous allez lui apporter. Quand on a fait monter son insuline, on est davantage prêt à recevoir du sucre que si l'on en prend par surprise. Notre corps ainsi que notre esprit sont davantage adaptés aux repas que l'on prépare, aux produits que l'on cultive qu'à la satisfaction immédiate obtenue en ouvrant un paquet de cacahuètes. Nous sommes piégés par la trop grande disponibilité d'aliments riches et séduisants. Aussitôt vus, aussitôt pris, ils arrivent sans effort dans notre bouche. Ce que nous mangeons vite, et sans y penser, ne cale pas. L'abondance comme la disponibilité incitent à manger plus que de besoin.

Le grignotage machinal nous plonge dans une névrose inconnue à la Préhistoire mais épidémique aujourd'hui qui consiste à manger sans faim. Les adolescents stressés mangent particulièrement sans faim. À tout âge, celles et ceux qui utilisent la nourriture comme un antidépresseur sauvage sont eux aussi des mangeurs sans faim. Ils ne se nourrissent pas seulement pendant les repas. Ils se consolent avec du chocolat ou d'autres gourmandises dans la journée ou la nuit et se fabriquent un excès de poids sans même s'en rendre compte.

Ce comportement de grignotage sans fin et sans faim se calme avec du bon sens s'inspirant de la Préhistoire. La première étape pour y arriver est de repérer ses périodes de faiblesse et ses situations les plus à risque de manger sans faim. Faites un inventaire sur une semaine. À quel moment mangez-vous le moins comme un Neandertal – sans préparation ni vraie envie ? À quelles heures la nourriture est-elle plus un geste machinal qu'un vrai besoin ? Les recherches modernes les plus récentes sur le comportement alimentaire ont trouvé les moments particulièrement à risque d'écart de conduite alimentaire. Chacun a les siens, mais les plus classiques sont :

– quand nous voyons des aliments très tentants qui nous font perdre la tête comme des sucreries ou des biscuits pour apéritif. C'est la **stimulation par la vue ou l'anticipation**.

– quand nous mangeons sans y penser en discutant avec des amis. C'est la **stimulation par distraction.**

– quand nous mangeons en buvant de l'alcool qui désinhibe et augmente la faim. C'est une **stimulation par entraînement chimique**, un produit en poussant un autre.

– quand nous sommes seuls le soir avant le dîner, au moment où nous cherchons une détente plus qu'un effet de satiété. Le repas est un **antidépresseur** ou un **tranquillisant sauvage**.

La médecine du bon sens explique comment résister à ces petites faiblesses qui, mises bout à bout, font prendre beaucoup de poids ou de calories :

– Pour avoir une idée de leur fréquence, notez les moments où vous mangez sans faim.

– Cherchez ce qui déclenche le grignotage sans faim ; que ce soit une situation, une émotion, une parole.

– Trouvez des parades avec d'autres habitudes qui font autant de plaisir et gênent moins.

Vous pouvez, par exemple, faire quelques exercices de relaxation ou quelques pas rapides. Inspirez puis expirez une dizaine de fois en étant conscient de l'air qui entre et sort de vos poumons. Boire le plus lentement possible un verre d'eau plate ou pétillante fera aussi passer les fausses faims.

L'expérience de la Préhistoire prouve que l'on peut vivre et même que l'on vit mieux sans grignotage. Manger sans faim fait du mal à la ligne comme au cerveau. Les petits repas pris sans besoin ou sans y penser agissent vraiment comme une drogue. Ils font monter les morphines du cerveau (les endorphines) et une des hormones de la bonne humeur (la sérotonine). Mais leur action stimulante ne dure pas. Le grignotage est comme un baiser furtif ou un plaisir sans lendemain. Il est aussi décevant à long terme que l'alcool. Il finit très vite par rendre triste. Les endorphines et la sérotonine dégringolent en quelques minutes. Le médecin romain Galien écrivait que « *Omne animal triste post coitum* » ou en français : « Tout animal est triste après le coït. » Ce n'est pas si sûr ! Mais ce qui est plus évident, c'est que *Omne animal triste post grignotum*. À coups de repas sans faim, on risque d'entrer dans un cercle vicieux : grignoter une fois de plus pour se consoler des effets déprimants du premier grignotage.

Faire confiance à sa faim

Une dernière idée s'inspire encore plus directement du mode de vie de la Préhistoire. Les hommes et femmes préhistoriques sortaient de leur caverne ou de leur zone de sécurité pour trouver de quoi calmer leur faim. Ils n'étaient pas familiers de l'idée de courses que l'on fait pour un mois en se fabriquant des armoires pleines de tentations. Écoutez vous aussi votre faim et faites-lui confiance. Il n'est pas question d'aller faire des courses seulement quand on a faim. Mais il faut bien réfléchir à ce que l'on fait de ses réserves. Quand le signal de la faim vous alerte, mangez puis arrêtez-vous dès que vous n'avez plus faim. Si votre cerveau ne vous envoie pas de message de faim, vous n'avez pas vraiment besoin de manger. Cette petite attention à vous-même vous fera faire la différence entre votre réel besoin de nourriture, qui aurait aussi mobilisé un *Sapiens*, et vos grignotages modernes.

Le repas « petite drogue »	**Le repas préhistorique**
Je mange sans faim	Je mange selon mes besoins
Je fais des stocks ou des provisions	Je cherche seulement ce dont j'ai besoin
Je m'impose des régimes	Je profite de ce qui est à ma portée
Je grignote machinalement	Je mange quand j'ai faim
Je mange devant un écran	Je suis conscient et fier de ce que je mange

Dans la vie des femmes et des hommes de la Préhistoire, les orgies consécutives à la chasse et les famines hivernales se succédaient. Quand les *Sapiens* avaient la chance de croiser des troupeaux de chevaux sauvages ou d'autres animaux, ils pratiquaient la chasse collective. Avec une stratégie redoutable, ils encerclaient leurs futures proies, les repoussaient vers des passages étroits puis les massacraient sans états d'âme. En une journée de chasse, ils pouvaient alors collecter des tonnes de viande, de peau de bêtes et de graisse. Mais la chasse n'était pas toujours aussi efficace. Aux époques où ils ne maîtrisaient pas encore l'agriculture, et lorsque la chasse était mauvaise, ils pouvaient connaître de grandes vagues de famine. La dépendance au gibier était une vraie faiblesse – surtout en hiver quand les sorties pour les cueillettes ne rapportaient pas grand-chose non plus. Ces périodes où la nourriture se faisait rare mettaient les peuples de la Préhistoire en danger de mort.

Cette leçon de la Préhistoire – faim = danger mortel – mérite d'être désapprise. Elle est inscrite dans notre instinct et sans doute aussi dans notre cerveau. Mais elle nous joue des tours aujourd'hui. En Occident, nous ne risquons guère de connaître à court terme la famine. Notre pays ne subit pas pour l'instant de crise sanitaire ou économique majeure. Si les menaces sur l'équilibre alimentaire sont réelles, elles sont encore lointaines. Certes, notre avenir est compromis à l'horizon de quelques dizaines d'années si nous ne respectons pas la nature et continuons d'épuiser ou bétonner nos terres cultivables. Mais cette échéance redoutable n'est pas aussi immédiate que pour les *Sapiens*. À part les peuples ou les individus vivant dans des conditions très défavorisées, la plupart d'entre nous arrivent à se nourrir au moins une fois par jour. Malgré tous ses défauts, la société moderne offre un accès à l'alimentation à peu près régulier. Pourtant, nous continuons de craindre d'avoir faim comme les peuples préhistoriques. Nous interprétons toute sensation de faim, en souvenir des millénaires passés, comme l'indice d'une menace, d'un danger ou d'un temps difficile, actuel ou à venir.

Aujourd'hui, nous sommes davantage menacés par l'excès de nourriture que par le manque. On ne peut pas vraiment être tranquille et garder un poids normal si on a toujours peur d'avoir faim ou si l'on considère la faim comme un symptôme, un signe de maladie ou de faiblesse. Nous avons sans doute gardé des souvenirs archaïques de la faim préhistorique. C'est elle qui nous fait faire des réserves dans nos armoires ou sur nos hanches. C'est encore elle qui fait stocker des pâtes ou du sucre quand l'actualité se fait plus menaçante.

Elle nous rend boulimique au sens originel du terme. La boulimie vient de *bull*, le bœuf en anglais. Le boulimique serait prêt, sur un coup de fringale ou même en prévision d'un coup de fringale, à manger un bœuf en une fois quitte à être un peu ballonné ou nauséeux ensuite. Les *Sapiens* et les Néandertaliens finissaient le plus vite possible le produit de leur chasse et les fruits cueillis qui ne se conservaient pas – ils ne connaissaient pas la congélation ; il ne leur resterait rien le lendemain. Cet instinct qui pousse à tout finir, à manger au-delà de ses besoins, ne nous a jamais complètement quittés. Pour certains, il ressurgit devant une boîte de chocolats, une assiette de frites ou un plat de leur enfance. Quelques-uns parviennent à résister et à négocier avec leur besoin préhistorique en ne prenant qu'une frite ou un chocolat pendant que d'autres perdent toute mesure et tout contrôle.

Pour ne plus manger sans faim, il faut changer le sens de sa faim. Faites confiance aux dernières recherches sur le sujet. Notre organisme est équipé pour supporter de moins recevoir de calories. On retrouve un poids normal en écoutant sans les dramatiser les messages de son corps. Très souvent, les excès de poids se constituent par peur de manquer. En donnant un nouveau sens à sa faim, on ne lutte plus contre elle. On l'attend et on l'accepte. Il viendra bien un moment dans la journée où on la calmera par un repas ou un en-cas. Mais il n'y a presque jamais d'urgence.

La meilleure façon de ne plus s'inquiéter pour sa faim est d'accepter l'idée que **la faim fait du bien.**

Elle a fait du bien pendant la Préhistoire et elle continue de stimuler. Si les peuples préhistoriques n'avaient pas eu faim, ils n'auraient jamais conquis de nouvelles terres à la recherche d'autres zones de cueillette ou de chasse. Ils seraient restés dans leurs cavernes et auraient été dévorés par le premier prédateur venu. C'est parce qu'ils ont eu faim et besoin de se nourrir qu'ils ont survécu. Grâce à leur faim, ils ont inventé le feu, la communication entre chasseurs, la géographie, l'orientation ou la navigation pour accéder à de nouveaux pays. Les hommes et femmes préhistoriques ont été transformés par leurs manques. De récentes recherches sur le cerveau et la faim invitent à dédramatiser encore plus le sujet. Soumis à des petits accès de faim, notre cerveau fonctionne mieux que si l'organisme est trop nourri. La faim mobilise les capacités intellectuelles. Elle réoriente le cerveau et la pensée vers la conquête. Chez les individus un peu affamés mais pas dénutris, le cerveau est plus vigilant et créatif. Il résout plus vite les conflits comme les problèmes complexes.

Une expérience vient de comparer les capacités intellectuelles d'hommes et de femmes qui n'avaient pas pris de petit déjeuner avec d'autres qui s'étaient bien restaurés le matin. Ceux qui étaient à jeun avaient une meilleure mémoire. Ils étaient moins routiniers et reconnaissaient plus vite les images nouvelles qu'on leur présentait. Si l'on expose des volontaires à jeun à des photographies agréables ou désagréables, ils ressentent une plus forte charge émotionnelle. Les plus repus sont moins sensibles et plus somnolents. L'homme ou la femme raisonnablement stimulé par sa faim a donc un cerveau plus actif et plus créatif.

Ces résultats peuvent tout à fait s'utiliser au quotidien. Dès que vous n'avez plus peur de votre faim, vous vous en faites une alliée. Face à un problème compliqué à résoudre, vous serez plus efficace si vous vous y attaquez à jeun. Un matin, tentez l'expérience du **dopage préhistorique** et attelez-vous à une tâche intellectuelle difficile avant votre petit déjeuner. Vous n'allez pas traîner, vous aurez envie d'avancer rapidement pour mériter votre café ou votre thé et vous trouverez des solutions plus originales. Après le petit déjeuner, vous êtes déjà un peu moins alerte. Je vous laisse imaginer dans quel état intellectuel vous serez le soir après un repas copieux, surtout si en plus vous avez bu de l'alcool.

Ne vous dites plus qu'un petit creux vous empêche de travailler. Votre cerveau est en fait au maximum de son potentiel. Il est plus engourdi par un excès de nourriture que par un peu de privation. Il y a quand même une limite à la stimulation intellectuelle par la faim, c'est l'envie et la jalousie. Si vous voyez en face de vous quelqu'un manger un gâteau, une viennoiserie ou un plat qui vous tente, vous perdez les bénéfices du dopage préhistorique. L'envie vous inonde d'émotions négatives qui vont bloquer vos capacités de réflexion, de concentration ou de mémoire. Vous pouvez travailler mieux avant d'avoir mangé, mais à condition de ne pas être tenté par vos collègues ou votre famille ! Pendant la petite demi-heure de travail à jeun que vous vous réservez, écartez autant que possible les odeurs de thé, de café ou de pain grillé. Rappelez-vous que les Néandertaliens qui partaient se ravitailler n'avaient pas à lutter contre la tentation.

L'heure idéale pour être en pleine confiance, concentré et créatif

La mesure de la stimulation cérébrale par la faim montre que l'on est au maximum de sa productivité après six heures sans manger, de préférence le matin en ayant bu suffisamment d'eau ou de boissons chaudes pour ne pas être déshydraté.

Il n'y a pas que la faim de nourriture. Les étudiants qui réussissent ont gardé en eux une faim de savoir. Leur faim nourrit leur confiance et leur motivation. Les modèles d'éducation stimulants privilégient l'envie d'apprendre ou de faire ses propres expériences. Il ne sert à rien de gaver un élève avec trop de connaissances sans lui laisser l'envie de réfléchir seul. Dans quelque domaine que ce soit, la vie personnelle, familiale, le travail ou le sport, la faim est un moteur. Les civilisations qui ont faim progressent en même temps que les civilisations repues s'éteignent. Celles qui cultivent leur faim ont davantage confiance en elles que celles qui la fuient. André Gide l'écrivait dans ses *Nourritures terrestres* qui sont un guide de désir, de plaisir et une défense de la faim. « Si ce que tu manges ne te grise pas, c'est que tu n'avais pas assez faim. »

Oser le jeûne préhistorique

Une fois que vous contrôlez votre peur de la faim, vous pouvez faire un pas supplémentaire en osant le jeûne de bien-être. La Préhistoire imposait aux *Sapiens* et aux Néandertaliens des jeûnes quand les vivres venaient à manquer. Les recherches chez l'animal et chez l'homme font maintenant du jeûne un vrai traitement. Jeûner quelques heures muscle la confiance en soi et la santé. La technique la plus prometteuse est celle du jeûne intermittent. C'est comme si la science de la nutrition la plus récente redécouvrait le mode de vie de la Préhistoire. On apprend maintenant à bien jeûner comme on apprend à bien manger. Pour appliquer les recettes des diététiciens et de la Préhistoire, vous pouvez alterner des moments de restriction et des moments d'alimentation normale. Il existe plusieurs rythmes de jeûne intéressants. Le plus classique propose de vous restreindre un jour par semaine ou un jour par mois (c'est le moins difficile) et au maximum deux jours par semaine (avec une surveillance médicale rapprochée). L'idée est toujours la même. Pendant le jour de jeûne, vous ne consommez qu'un quart de votre apport calorique habituel, puis le lendemain ou les autres jours de la semaine, vous mangez librement sans compenser la journée sans nourriture. Pendant les jours de restriction, vous absorbez entre 600 et 800 calories.

Le jeûne intermittent fait perdre à celles et ceux qui sont en surpoids jusqu'à 8 % de leur excès de graisse. Après une semaine d'adaptation, la sensation de faim disparaît, même les jours où l'on mange moins. 95 % des personnes qui ont essayé le jeûne intermittent l'ont continué pendant trois mois et n'ont pas été gênées par la faim. Plus étonnant encore, les jeûneurs intermittents se sentent de meilleure humeur et plus rassasiés que ceux qui mangent tous les jours à leur faim. Leurs scores de confiance en eux augmentent sitôt que les calories diminuent une fois par mois ou par semaine. Pour que ces jours de privation soient supportables, il faut boire sans restriction au moins un litre et demi d'eau plate à température ambiante. Les protocoles les plus au point conseillent de s'autoriser deux fois 200 ml de jus de fruits dans la journée, 300 ml de soupe « claire » sans féculent et 750 ml de thé ou d'infusion sans sucre.

On commence à comprendre pourquoi le jeûne intermittent fait perdre du poids et augmente la confiance sans donner faim. Ce n'est pas seulement parce qu'il réactive une expérience de la Préhistoire. Il fait aussi monter les taux de **ghréline**, l'hormone de la satiété. La ghréline produit une impression de faim quand elle baisse. Manger ou jeûner augmente la ghréline. Ce résultat tout récent est particulièrement étonnant. Notre organisme réagit de la même manière au fait de manger ou de ne pas manger. La ghréline haute envoie un signal de « non-faim » au cerveau que l'on ait mangé ou jeûné. Vous pouvez en faire l'expérience en jeûnant ne serait-ce qu'une fois pendant douze heures. Vous n'aurez pas soif parce que vous aurez bu librement et vous n'aurez pas aussi faim que vous le croyez avant de commencer à jeûner. Chez les animaux de laboratoire, le jeûne intermittent augmente aussi la longévité et diminue le risque de cancer et de maladies cardio-vasculaires. Cet effet n'a pas encore été démontré chez l'homme, mais il n'est pas interdit d'espérer…

Un seul jour de jeûne par semaine est déjà bénéfique. En six mois, les volontaires qui se sont astreints à ce régime se sont sentis de meilleure humeur. Ils ont vu leur niveau d'anxiété et de dépression diminuer de moitié et leur score de bonne humeur augmenter. Ils ressentaient une montée de 50 % de leur impression de vigueur physique et intellectuelle. Ils avaient plus confiance dans leur présent et dans leur futur. Attention quand même à ne pas oublier le bon sens médical. Il est dangereux de s'imposer trop de régimes restrictifs qui créent des carences. Les bons jeûnes ne durent pas. À trop jeûner pour un bénéfice hypothétique, on pourrait prendre un vrai risque pour sa santé. Enfin rappelons-nous que le jeûne, dont l'effet n'est pas totalement confirmé, est réservé aux personnes en bonne santé. Un diabétique qui jeûnerait se mettrait gravement en danger. Il y a bien d'autres malades dont l'état s'aggrave quand la nourriture vient à manquer. Tout essai de jeûne doit être précédé d'une consultation médicale à la recherche de contre-indications ou de risques possibles.

Manger moins l'hiver que l'été

À la Préhistoire, on passait l'hiver à se protéger du froid et des autres risques naturels. Les plus ingénieux trouvaient une caverne pour s'y replier et hiberner. Ils se réfugiaient dans des lieux peu accessibles aux prédateurs. Les meilleurs chefs de tribus dénichaient des sites naturels abrités des vents comme des pluies. Bien installés sous des peaux de bêtes, les peuples de la Préhistoire dormaient plus longtemps, bougeaient et mangeaient moins que l'été. Tout naturellement, ils adaptaient leurs apports en calories à leur moindre activité. Les hommes et les femmes préhistoriques qui ont le mieux résisté aux dangers de l'époque savaient identifier les meilleurs refuges hivernaux. Ils acceptaient aussi de changer d'alimentation selon les saisons. Ceux qui continuaient à marcher dans les froids extrêmes sans s'arrêter ni se protéger n'ont pas survécu. En cherchant des aliments inaccessibles, ils se mettaient en danger. Ce changement de comportement et d'alimentation entre l'hiver et l'été est un indice de développement intellectuel et social. Les animaux au cerveau développé sont ceux qui respectent le rythme des saisons. Plus on est intelligent ou développé, plus on fait confiance à la nature en général et à sa propre nature en particulier. Les *Sapiens* mangeaient, bougeaient et pensaient différemment entre l'hiver et l'été. Ils mettaient en veilleuse leurs actions et leurs désirs pendant le froid. Ils savaient qu'ils se rattraperaient au printemps et en été. Et c'est ce qui leur arrivait quand ils avaient été patients. Au retour des beaux jours, ils recommençaient à bouger, chasser et à manger davantage. Ce sont les animaux au cerveau le plus simple et les humains les plus déconnectés du bon sens qui se rêvent plus puissants que les saisons.

Aujourd'hui, nous ne suivons plus les saisons. S'il y a dans cette résistance aux saisons des aspects positifs – nous mangeons à notre faim été comme l'hiver –, nous en oublions facilement le bon sens et les rythmes naturels. Nous nous laissons aller en hiver sur les calories pour résister au froid et nous nous affamons au printemps pour préparer une jolie silhouette à la plage. Les plats les plus nourrissants d'aujourd'hui sont des plats d'hiver qui nous chargent en calories au moment où nous en avons le moins besoin. Les journées d'été très actives physiquement se terminent sur une salade sans assaisonnement alors que notre organisme est épuisé. Imaginez un *Sapiens* partageant votre table cet été. Vous le faites marcher, courir, nager et même danser puis vous ne lui offrez que quelques grillades légères en lui disant qu'il se consolera à l'hiver prochain. Il aurait du mal à vous comprendre, et il aurait raison. Pourtant l'habitude est prise. Vous ne verrez pas beaucoup de magazines vous pousser au régime en hiver ni à plus vous nourrir au printemps ou en été.

Adoptons la technique des hommes et des femmes préhistoriques et mangeons en fonction de nos besoins et non des modes. Pour cela, vous devez accepter quelques principes simples :

– Il est normal et même sain que votre alimentation, votre activité physique et intellectuelle fluctuent selon les saisons.

– Votre alimentation doit varier entre l'hiver et l'été, tant en quantité qu'en qualité.

– Vous avez besoin, surtout l'hiver, de moments d'inactivité pour récupérer.

– Il vaut mieux manger moins l'hiver quand vous êtes moins actifs, même si le froid donne une impression de faim.

– Cherchez d'autres consolations que le sucre et le gras pour affronter le froid et le manque de lumière. Un peu d'activité physique, une heure de lumière par jour et des moments de convivialité rassasient tout autant qu'un cassoulet ou un autre plat en sauce.

– Vous devez résister à l'envie de vous affamer au printemps ou en été.

Manger sans téléphone ni dépendances

Les peuples préhistoriques ont perdu en qualité de vie quand ils sont devenus des cultivateurs. Cette idée est la thèse centrale de Yuval Noah Harari dans son livre *Sapiens*. Le blé que les *Homo sapiens* croyaient dominer a fini par prendre le pouvoir sur eux. Quand ils cueillaient, ils se croyaient dépendants de la nature, mais ils étaient en fait libres de profiter des ressources naturelles. Dès qu'ils ont possédé des champs et produit leurs aliments, l'industrie naissante les a asservis. Ils ont passé leurs journées à préparer la terre, l'ensemencer puis l'arroser. Ils croyaient accumuler des richesses, mais ils augmentaient leurs soucis, leurs motifs de dispute et même de guerre. Ils n'ont pas vu venir les dangers du progrès économique. Jamais ils n'auraient imaginé que l'évolution de la technique commencée avec le blé irait jusqu'à empêcher un jour des femmes et des hommes de vivre en paix. Avec l'informatique ou le téléphone mobile, nous sommes exposés aux mêmes dangers qu'avec le blé de la Préhistoire, mais à la puissance mille. Les machines censées nous servir induisent un état de dépendance et de faiblesse. Cette dépendance finit par nous séduire, elle témoigne de notre statut de femme ou homme moderne, branché, dominant la technologie sans voir qu'elle l'asservit.

Se crée alors un véritable cercle vicieux :

La création de produits utiles ou plaisants
↓
Leur entrée dans nos vies
↓
Le plaisir ressenti
↓
Le manque quand ils ne sont plus à notre portée
↓
L'envie obsédante de les retrouver
↓
L'abandon de la vraie vie
au profit des plaisirs artificiels

Étienne de La Boétie, ami et compagnon littéraire de Montaigne, avait décrit dès le XVIe siècle la servitude volontaire comme base de toutes les dépendances. Il se demandait comment tant d'hommes, tant de bourgs, tant de nations, tant de villes supportaient un tyran qui n'avait de puissance que par la force qu'ils lui conféraient. Pour La Boétie, le tyran dénature l'homme né pour vivre librement. Il fait oublier ce qu'il y a en nous de rebelle et de libre. Toute servitude est contraire à notre nature. La nature nous a créés et coulés au même moule pour nous montrer que nous sommes égaux et même frères. Si les princes – et les servitudes – arrivent au pouvoir par des moyens divers, leur manière de régner est toujours à peu près la même. Ils savent mieux que nous ce dont nous avons besoin ou envie.

Étienne de La Boétie aurait été impressionné de croiser sur sa route un humain moderne, les yeux rivés à son portable. Le nouvel asservi se croit libre et branché, en connexion avec le monde. Or il ne lève pas les yeux, ni en marchant, ni en parlant à ses amis ou ses enfants. S'il avait vécu au temps de la Préhistoire, il serait mort de faim et n'aurait jamais trouvé un fruit à cueillir ni de gibier sur son chemin.

Les peuples préhistoriques se méfiaient à juste titre des bêtes sauvages. Il leur arrivait d'allumer un feu pour les tenir à distance mais ils restaient aussi attentifs à ce qu'ils mangeaient. Sans le vouloir, ils appliquaient un bon principe de médecine. Si vous mangez en regardant un écran (télévision, tablette ou téléphone), vous absorbez plus de calories sans vous en apercevoir, vous ne remarquez pas les portions dans votre assiette. Votre vie sociale, amicale ou familiale ne va pas très fort non plus.

Les écrans que vous ne quittez pas des yeux vous poussent à manger machinalement sans conscience de l'instant présent, ni de ce que vous avalez. Vous êtes dans un état exactement opposé à celui que recherchent les pratiquants de la *mindfulness*, de la pleine conscience ou de la méditation. L'écran met dans une situation d'anti-concentration sur l'instant présent. Une étude vient de tester 3 200 adultes américains âgés de plus de vingt ans. Celles et ceux qui passent plus de six heures par jour devant un écran (écran d'ordinateur ou de télévision) sont 2,3 fois plus déprimés que les autres. Ils ont moins d'activités physiques et moins de relations sociales. À table, ils recherchent davantage le gras et le sucre. Les écrans abîment leur corps, leur esprit, leur capacité de travail comme leurs amours. Il suffit de débrancher son ordinateur ou d'éteindre sa télévision, de les remplacer par de la musique, de remplacer une discussion en ligne par une rencontre dans la vraie vie pour se sentir déjà mieux et sortir de la zone à risque de déprime. L'effet du sevrage d'écran sur le repas va être magique. Vous reprenez conscience de vos émotions et du goût des aliments.

Vous voulez ressentir à table de nouvelles sensations ? Essayez des recettes inédites, venues d'autres pays ou d'autres cultures. Vous devez surtout écarter *distracteurs* et polluants technologiques. Organisez-vous donc un repas dans des conditions préhistoriques, en rangeant pour un temps vos précieuses machines. Il est plus facile que vous le croyez de vous en passer pendant une heure. Vous gagnerez en bonne humeur et en plaisir des sens. Attention, vous n'avez pas besoin d'immortaliser le moment par un *selfie* posté en urgence sur les réseaux sociaux. Un repas en pleine conscience apporte plus d'émotions agréables qu'un repas distrait plusieurs fois par la sonnerie d'un téléphone ou le bip annonçant un mail. Si, comme les hommes préhistoriques, vous partagez votre table avec des convives, vous serez encore mieux servi en émotions positives. Il existe un cercle vertueux de la confiance dans le réel et dans votre nature dont vous allez faire l'expérience. Faites attention à ce que vous mangez, et vous en éprouverez du plaisir, de la confiance en vous et serez plus vite rassasié. Vous n'aurez plus besoin de vous resservir.

Un coaching d'inspiration préhistorique

Pour de meilleures réunions, plus rapides, plus productives, voici quelques principes de bon sens préhistorique :
– Tenez-vous debout pour ne plus somnoler dans un fauteuil trop rembourré.
– Bougez, changez de position.
– Rangez dans un casier *ad hoc* votre ordinateur et votre portable le temps de la réunion.
– Ne mangez pas. Réservez les excitants comme le café ou le thé et les sucreries pour la discussion d'après-réunion.

La confiance grâce aux sucres lents

À l'époque de Neandertal, on ne raffinait pas les sucres et on mangeait par obligation des sucres lents. Les principaux aliments sucrés accessibles à l'homme préhistorique étaient les fruits. Depuis, la situation a changé. Les producteurs de sucre et de sucreries doivent écouler à grand renfort de publicité une production impressionnante. Ils conditionnent dès l'enfance à préférer les friandises colorées qui flattent le palais. Le résultat sur la consommation de sucre est à la hauteur de leurs investissements. D'année en année, nous mangeons davantage de sucreries. En 1800, notre consommation moyenne de sucre par personne et par an était de cinq kilos. Aujourd'hui, elle atteint en moyenne soixante-dix kilos par personne et par an. Pourtant notre organisme n'est pas préparé à recevoir du sucre raffiné en si grande quantité. Nous y trouvons du plaisir mais nous développons aussi une relation de servitude au sucre. Le plaisir immédiat du goût sucré ne dure pas. Un peu de bon sens et un peu de connaissance de la Préhistoire éviteraient surpoids ou caries. Manger trop de sucres raffinés fait tourner la tête et souffrir les neurones. Les sucres lents sont meilleurs pour la santé et l'humeur que les sucres raffinés.

Vous pouvez facilement mesurer les effets toxiques du sucre. Testez le « stress sucré » en buvant le plus vite possible une boisson chargée en sucre. Ce peut être un soda ou un thé, un café ou un chocolat. Sur le coup, vous appréciez le goût et vous vous faites plaisir. Quelques minutes plus tard, vous ressentirez une impression de lourdeur puis vous aurez faim. Chez des volontaires, l'augmentation de la faim et du malaise provoqué par le sucre a été prouvée. Celles et ceux qui avaient reçu une trop grande charge en sucre le matin étaient plus affamés, et éprouvaient plus de stress et de fébrilité avant le déjeuner. Tandis que ceux qui avaient pris moins d'un sucre le matin avaient moins faim à midi et se sentaient de meilleure humeur.

Nous avons vu qu'une faim modérée augmente la confiance en soi. Nous savons maintenant que le sucre attaque la confiance. Les adolescents qui boivent le plus de boissons sucrées à quatorze ans ont, trois ans plus tard, de moins bons résultats scolaires que les autres. Leur mémoire retient moins d'informations et leur niveau en mathématiques est plus bas. Quand on évalue leurs capacités à visualiser dans l'espace, à repérer les perspectives et la profondeur, on s'aperçoit qu'elle diminue sous l'effet du sucre.

Ne croyez pas les publicités pour les chocolats ou les boissons sucrées censés rendre heureux. Il suffit d'une semaine avec un régime hypersucré pour que la mémoire et l'attention flanchent. Les volontaires à qui l'on a demandé de boire plus de deux litres de soda par jour s'en sont aperçus. Ils mettaient plus de temps à se souvenir d'informations qu'on leur avait données une heure avant.

La zone du cerveau la plus sensible au sucre est l'hippocampe. Cette structure profonde et ancienne du cerveau porte les émotions et la mémoire. Les effets du sucre raffiné sur l'hippocampe apparaissent très tôt, avant même une prise de poids. L'hippocampe des peuples préhistoriques était peut-être plus développé parce que moins exposé au sucre que le nôtre.

Un peu de sucre pour rire

« Le sucre ne sert à rien quand c'est le sel qui manque. » (Proverbe yiddish)
« Quand on a oublié d'acheter du sucre, on peut parfaitement sucrer son café avec une betterave, mais c'est plus long. » (François Cavanna)
« Un gentleman est un monsieur qui se sert d'une pince à sucre même lorsqu'il est seul. » (Alphonse Allais)

Le cerveau trop imbibé de sucre traite moins bien les informations nouvelles. Ce résultat n'a pas fini d'étonner les chercheurs : le sucre rend conservateur. Il augmente le besoin de routine et fait détester les surprises. Des expériences récentes démontrent que le sucre change en profondeur la personnalité. À coups de sodas ou de bonbons, on s'éloigne de sa nature préhistorique. Les mangeurs de confiture ou de chocolat sucré tiennent plus que les autres à leurs petites habitudes. La preuve de leur esprit routinier est confirmée en laboratoire. Leur cerveau reconnaît bien les objets familiers, mais il a plus de difficulté avec les formes ou objets qu'il voit pour la première fois. Si les Néandertaliens avaient goûté aux bonbons, ils n'auraient sans doute pas quitté leurs cavernes ni résisté aux prédateurs et aux glaciations.

L'index glycémique entre la Préhistoire et aujourd'hui

Cet index mesure entre 0 et 100 l'effet d'un aliment sur le taux de sucre. Plus un aliment a un index glycémique élevé, plus il fait monter le taux de sucre dans votre organisme. L'index glycémique maximal (100) se retrouve dans le glucose pur et dans le pain blanc. Le sucre de ces deux aliments passe intégralement dans le sang.

On classe les aliments en trois niveaux d'index glycémique.
Index glycémique élevé supérieur à 50 : pain blanc, riz blanc, frites, dattes, carottes cuites, bonbons, pâtisseries.
Index glycémique moyen entre 35 et 50 : céréales complètes, bananes, abricots secs, figues sèches, pommes de terre cuites à la vapeur.
Index glycémique faible inférieur à 35 : fruits frais, légumes verts, céréales en grains, chocolat noir, lait, produits laitiers, viande.

Le régime préhistorique était riche en produits à index glycémique faible et le régime moderne privilégie les plats à index glycémique élevé. Le régime du bon sens n'a aucune envie de vous priver des plaisirs sucrés de la pâtisserie ou du chocolat. Ce serait triste et même déprimant. Il vous rappelle quand même que vous avez besoin d'au moins une moitié de sucres lents à index glycémique faible. Notre organisme est mieux programmé pour absorber des sucres lents que des shoots de sucre rapide. Il faut manger un peu de sucre rapide pour vivre et non vivre pour les sucres rapides.

De nombreuses recherches ont été menées sur les relations entre le sucre et le cerveau, dont les conclusions donnent, une fois encore, raison à la Préhistoire. Juste après avoir pris une grande quantité de sucres raffinés, vous aurez plus de mal à vous orienter dans l'espace, et votre capacité à retrouver un objet caché à votre vue va diminuer. Si vous n'arrivez pas à mettre la main sur votre téléphone ou vos clés, c'est peut-être à cause d'une overdose de sucres rapides !

Lors d'un autre protocole, on a donné du sucre à des animaux de laboratoire, et on a testé l'effet sur leur sens de l'orientation. Les animaux chargés en sucre ont moins bien retrouvé leur chemin quand ils se trouvaient dans un environnement inconnu. Si ce résultat n'a pas été confirmé chez l'homme, imaginez-vous cependant un homme de la Préhistoire trop amateur de bonbons. Il perdrait sa confiance en lui, n'oserait plus allumer de feu et son sens de l'orientation diminuerait. Traverser l'Europe ou les mers aurait été une mission impossible. Heureusement que les légumes ont été découverts avant le chocolat…

Malgré tous ces risques, le sucre n'est quand même pas à proscrire de ses repas. Certes, le cerveau est engourdi par trop de sucre, mais il ne perd définitivement aucune de ses fonctions. Les effets toxiques du sucre sur le cerveau ne durent pas. Il suffit d'une semaine avec un régime moins sucré pour que tout redevienne normal. On retrouve sa mémoire, son sens de l'orientation et sa capacité à localiser ses objets familiers. Le bon sens n'interdit pas le plaisir.

Les aliments de la confiance préhistorique

Tous ces aliments ne contiennent pas ou très peu de sucres raffinés. Ils font du bien au poids, à l'énergie et à la bonne humeur. Ils pourraient bien augmenter, comme ils le font chez l'animal, votre sens de l'orientation et votre tolérance à la nouveauté ou à l'imprévu. Un certain nombre d'entre eux font partie de l'alimentation humaine depuis la Préhistoire.

- Les carottes crues.
- Les patates douces.
- Les fraises.
- Les noix et les amandes.
- Les pommes de terre à la vapeur.
- Le sarrasin.
- La courge.
- La betterave.
- La banane.

Pour retrouver une consommation raisonnable de sucre, regardez de près les moments de la journée où vous en mangez le plus. Le repas le plus à risque est le petit déjeuner. Les yaourts, les céréales et les gâteaux du matin sont souvent trop chargés en sucre. Dans le reste de la journée, le principal apport en sucre vient des sodas et autres boissons sucrées. Et méfiez-vous des édulcorants ou des sucres artificiels. Ils n'aident pas à contrôler son envie du goût sucré ; au contraire, ils augmentent le besoin de se jeter sur de vraies sucreries dès qu'elles passent à notre portée. Ces produits encore plus artificiels que le sucre raffiné trompent nos sens. Ils encouragent la servitude volontaire au sucre dans tous ses états, vrai ou faux, naturel ou de synthèse. Les Néandertaliens s'en passaient très bien. Nous devrions pouvoir y arriver aussi.

Un petit déjeuner néandertalien

Depuis longtemps, les nutritionnistes cherchent la composition du petit déjeuner idéal. Depuis peu, ils s'en approchent en s'inspirant de l'alimentation préhistorique. Ils proposent maintenant des régimes matinaux bons pour le corps, l'esprit et la confiance en soi :
– Pas plus d'un carré de sucre (méfiez-vous des sucres cachés dans les céréales, les jus de fruits ou les laitages).
– Allégé en graisses mais sans leur exclusion complète, pour ne pas être affamé dans la matinée.
– Au moins 300 ou 400 calories, avec un produit laitier ou du calcium sous une autre forme.
– Pris moins d'une heure après le réveil.
– Le plus riche possible en protéines, amandes et fruits secs.

Les experts en nutrition viennent de découvrir un produit préhistorique aux qualités impressionnantes : la **caroube.** Elle nourrit sans rendre dépendant de son goût sucré. Cette nouvelle pépite de la bonne santé pousse depuis l'époque de l'*Homo sapiens* dans les terres arides des pays méditerranéens. Elle a été cultivée plus tard par les Pharaons et les Grecs. C'est un bon antidote pour ceux qui sont obsédés par le sucre. Elle désintoxique en douceur. La caroube a un index glycémique particulièrement bas et ne produit pas de pics de sucre – donc pas de stress sucré. Par contre, elle vous apporte du sucre plusieurs heures plus tard. Vous pouvez remplacer votre carré de chocolat préféré par de la farine de caroube ou une fève de caroube. Les adolescents qui choisissent au petit déjeuner des préparations à base de farine de caroube sont des héros. Ils risquent de passer pour des extraterrestres s'ils le racontent à leurs copains ! Pourtant leur exemple devrait être suivi. Ils ont, grâce à la caroube, moins faim pendant le reste de la journée. On n'a pas encore comparé les résultats scolaires des amateurs de chocolat et de farine de caroube. Mais il est possible qu'un petit déjeuner moins sucré améliore le travail scolaire, dope la mémoire et la concentration. Cette hypothèse est en attente de confirmation. D'ici là rien ne vous empêche d'essayer de faire entrer la caroube dans votre cuisine et dans vos menus.

La magie de l'amidon résistant

L'amidon résistant est un aliment plus brut que le sucre ou la farine blanche. Il ne se transforme pas rapidement en sucre et il n'est pas absorbé trop vite par l'intestin grêle. Son index glycémique est des plus faibles. Ceux qui en mangent au petit déjeuner ont, comme avec la caroube, moins faim dans la journée et ils ingèrent en moyenne 180 calories de moins par jour. Ce stimulant de la confiance en soi est bon aussi pour la digestion. Il se retrouve dans des aliments injustement méconnus comme la farine de banane verte, la farine de maïs, les graines de blé entier, de soja, les haricots, les pois séchés, les lentilles, les pommes de terre et les pâtes cuites puis refroidies. Des grains d'amidon ont été découverts sur des meules datant de 30 000 ans. L'amidon de la Préhistoire était extrait de la fougère. Mélangé à de l'eau, il était cuit pour en faire un pain plat et croustillant. Le pain d'amidon était peut-être l'ancêtre en plus sain de nos pains de hamburgers.

L'eau pour remplacer le sucre

Les civilisations anciennes recherchaient tout autant les sources et les points d'eau que la nourriture. Un bon chef de tribu préhistorique installait son groupe dans une zone où l'eau potable était facilement accessible. Même en période de froid ou de famine, l'accès à l'eau augmentait les chances de survie. Mais l'eau servait aussi à voyager. Le réseau des cours d'eau a été le premier moyen de communication de la Préhistoire. Les pirogues datent de 10 000 ans avant notre ère. Avant même de pouvoir naviguer, les *Sapiens* construisaient leurs villes au bord des lacs ou des fleuves. Depuis peu, on se demande si les peuples préhistoriques ne faisaient pas aussi chauffer leur eau. L'institut catalan de paléontologie a découvert en 2015 une cuvette en pierre qui servait à chauffer l'eau avec du feu. Mais à quoi servait cette eau chaude ? Était-elle utilisée pour la cuisine ? Le premier pot-au-feu ou ragoût viendrait-il de Capellades en Catalogne ? Servait-elle à la toilette des femmes et des hommes qui n'aimaient pas le contact de la glace ?

À chaque époque, à travers l'histoire, l'eau était la base de la santé et de la richesse. Les points d'eau ont été depuis toujours des lieux de rencontre.

Ne perdons pas le secret de l'eau connu depuis la Préhistoire. L'eau donne confiance, rend de bonne humeur et coupe la faim.

Les effets de la boisson et des aliments solides viennent d'être comparés par des spécialistes de la récompense cérébrale. Ils ont analysé la réaction du cerveau aux aliments solides et aux boissons. La sensation de bien-être que procure la boisson arrive plus vite au cerveau que celle de la nourriture solide. Le bienfait d'une boisson se ressent en moyenne en trois minutes. Le plaisir dure plus longtemps et il est plus intense. Une recherche récente sur le cerveau va vous conforter dans l'idée de vous rassasier avec de l'eau. On vient de s'apercevoir que les neurones qui contrôlent la faim et ceux qui contrôlent la soif sont les mêmes. Que vous buviez de l'eau ou une boisson chaude ou que vous mangiez une sucrerie, vous mettez en action les mêmes zones de votre cerveau.

Comme on le ferait avec un médicament tranquillisant, on a étudié la manière dont l'eau agit sur les angoisses. Boire de l'eau peut détendre autant que prendre un médicament contre le stress. La boisson calme l'axe entre l'hypothalamus, l'hypophyse et les surrénales, appelé axe du stress. Il se met en action quand nous sommes menacés et s'apaise sous l'effet des tranquillisants chimiques ou de produits naturels. L'eau est l'un des calmants naturels les plus actifs sur cet axe. Bien des accès de stress se diluent au fond d'un verre d'eau… peu ou pas sucrée évidemment.

L'eau est donc un des médicaments de choix de la médecine du bon sens. Il nous remet en lien avec notre nature et notre histoire. Boire doucement un verre d'eau fraîche est un moyen simple de se relaxer. Je le propose à celles et ceux qui arrêtent de fumer ou qui veulent réguler des accès d'angoisse modérés. Buvez, à petites gorgées, une eau fraîche ou tempérée, naturelle ou aromatisée. En dégustant votre boisson, vous diminuez autant votre faim que si vous vous jetiez sur une boîte de chocolats.

Le menthol, une arme préhistorique

Dany Nadel, archéologue à Haïfa en Israël, a étudié la grotte de Rakefet sur le mont Carmel. Il a découvert des tombes datant de 15000 ans avant notre ère, toutes étaient entourées de plants de menthe. Les peuples préhistoriques utilisaient probablement la menthe pour apporter du bien-être dans l'au-delà à leurs chers disparus. Aujourd'hui, c'est un dérivé de la menthe, le menthol, qui est en vedette dans la médecine du bon sens. Il a un étonnant pouvoir sur l'appétit et la confiance. Lavez-vous la bouche à l'eau mentholée juste avant de manger. Vous aurez moins soif, moins faim et vous serez moins attiré par les chips ou la *junk food*. Un simple bain de bouche au menthol diminue de 30 % la quantité de calories que vous vous sentez obligé d'avaler. Vous n'avez plus qu'à remercier les hommes préhistoriques ou le chercheur de Haïfa de vous en avoir donné l'idée !

L'action du menthol sur la consommation d'alcool ou l'obésité n'a pas encore été confirmée par des études contrôlées. Mais comme ce produit est sans danger, pourquoi ne pas s'en servir ? Je propose un lavage de bouche au menthol à celles et ceux qui ont peur de trop boire ou trop manger dans une soirée ou une occasion particulière. Le menthol ne traite évidemment pas les formes les plus graves d'addiction. On ne remplacera pas les médicaments du sevrage par le menthol. Mais c'est déjà une bonne manière de commencer à reprendre le contrôle de son comportement face à l'alcool ou à la nourriture. Le menthol change le goût de l'alcool que l'on risquerait de boire après et il envoie au cerveau un message de modération.

BOUGER VERS SA SANTÉ

Les femmes et hommes de la Préhistoire étaient obligés de se déplacer pour chasser, cueillir des fruits ou des plantes comestibles et conquérir de nouveaux territoires. Sans le savoir, ils s'administraient un antidépresseur essentiel : le mouvement. Les derniers calculs des paléontologues laissent penser que les *Homo sapiens* pouvaient courir à 37,3 km/h pendant plus d'une heure. Ils dépassaient les *sprinters* d'aujourd'hui qui ne tiennent une vitesse de 37,5 km/h que sur quelques centaines de mètres. En plus ils couraient pieds nus, en portant sur eux des peaux de bêtes pesant plusieurs kilos. Nous n'avons plus besoin de courir autant que pendant la Préhistoire, mais nous restons obligés de bouger pour nous sentir en forme. C'est une fois encore une question de bon sens. Notre nature est programmée pour le mouvement et non pour la sédentarité. Vous pouvez passer autant de temps que vous voulez assis dans un fauteuil à réfléchir à votre vie. Vous progresserez moins qu'en marchant, courant ou nageant.

On n'en finit pas de découvrir les bienfaits du mouvement sur la santé. En bougeant, vous mettez en action un mécanisme naturel très complet, préventif et curatif, efficace sur le corps comme sur l'esprit. L'activité physique apporte une sensation de bien-être dès les premiers mouvements. On se sent moins stressé et de meilleure humeur. Vous vous en apercevez après une courte marche rapide ou une course. Le décrassage n'est pas seulement musculaire. Vous vous trouvez plus reposé après l'effort. Et vos soucis d'avant la course s'éloignent.

Autre bénéfice de l'activité physique : elle rassasie. Celui ou celle qui bouge a moins faim. L'hormone de la satiété, la ghréline, augmente à partir de trente minutes d'exercice physique. Le mouvement fait aussi monter le glucagon. Si l'insuline fait baisser le sucre dans le sang, le glucagon a l'action inverse. Il fait sortir le sucre dans le sang. Le coureur a un taux de sucre plus haut que celui qui n'a pas bougé. Comme son taux de sucre augmente, il a moins faim même sans manger. Le bilan du mouvement est totalement positif. Vous diminuez les réserves d'énergie dont vous ne vous servez pas et calmez vos fringales. Tout se passe comme si l'exercice physique vous nourrissait en allant puiser dans les stocks cachés de graisses et de sucres dont vous n'avez pas besoin. C'est l'effet nettoyage de printemps. On vide ses placards et on se sent mieux. Michel Audiard le disait à sa manière : « Un con qui marche ira toujours plus loin que deux intellectuels assis. »

Quelle est la « dose » idéale d'activité pour être en forme et en confiance ? Pour les peuples de la Préhistoire, ces questions étaient inutiles puisqu'ils étaient obligés de courir pour chasser ou se défendre. Ils n'avaient pas à ménager des moments d'exercice. Nous devons pour continuer à bouger réserver des moments consacrés à cette activité essentielle pour la santé. Tout nous pousse vers un travail intellectuel sans mouvement. On ne se lève même plus pour aller décrocher son téléphone ou poster son courrier et on fait de moins en moins de vraies visites à ses amis. Chaque avancée de la technologie nous retire une raison de nous lever. Faire bouger son pouce sur un téléphone ou sa main au bout d'une souris ne suffit pas. Il faut se lever et se déplacer vraiment. Le mieux est de s'activer pendant trente minutes tous les jours ou les deux jours avec un effort suffisant pour augmenter entre 30 % et 50 % la fréquence de son cœur. Les bénéfices de l'exercice sur la santé sont impressionnants. Au bout d'un an d'exercice, ceux qui s'entraînent le plus sont aussi ceux qui sont de meilleure humeur comme en meilleure forme. L'idéal, que l'on n'atteint pas toujours, est de pratiquer une activité physique **cinquante minutes trois fois par semaine.** Si vous n'y arrivez pas ou que vous n'avez pas le temps, tout mouvement est préférable à l'immobilité. Dès que vous marchez pendant cinq à dix minutes, vous faites du bien à votre corps comme à vos émotions. Une marche rapide de six minutes suffit à augmenter de 30 % son score de confiance en soi et de bonne humeur. L'expérience a été conduite en Bavière chez des cadres très actifs. Celles et ceux qui ont essayé la marche rapide ont pu en mesurer les effets sur leur qualité de vie.

Faire de l'exercice redonne confiance

Le **taux de sucre** dans le sang augmente, donc vous ressentez moins la faim.
Les **hormones de la satiété** comme la ghréline augmentent.
Les **hormones de la bonne humeur** – sérotonine et morphines cérébrales – s'envolent.
L'exercice **brûle des calories** et vous contrôlez votre poids sans régime frustrant.
La molécule du mouvement et de l'innovation, la **dopamine**, est activée.
Les **hormones du stress** comme l'adrénaline diminuent.
Les neurones « repoussent » sous l'effet du **facteur de croissance neuronal** stimulé par le mouvement.
Six minutes de marche augmentent de **30 % le score de confiance** et de bien-être.

Se tenir debout pour retrouver sa vraie nature

Dans son livre *Sapiens*, Yuval Noah Harari fait du bipédisme et de la station debout la base du progrès humain. Notre cerveau, notre caractère, notre envie d'aller de l'avant ne seraient pas les mêmes si nous ne nous étions pas redressés sur nos jambes.

Le bipédisme avec toutes ses conséquences, sur le cerveau et la civilisation, est la base de notre identité comme de notre santé. Il doit être cultivé pour ne pas nous couper de notre nature profonde. Si vous ne pouvez pas marcher ni courir, faites au moins l'effort de vous lever. Vous profiterez tout de suite de la station debout. Essayez maintenant si vous en avez la possibilité. Gardez ce livre à la main et levez-vous. Faites vingt pas chez vous ou mieux, à l'extérieur, si vous pouvez sortir facilement. Vous respirez mieux et vos pensées changent de tonalité. Elles sont plus souriantes et plus agréables. Vous-même, vous vous sentez plus créatif. Maintenant, rasseyez-vous. Vous allez comprendre comment la position debout vous a fait du bien. La vie est différente quand on bouge, qu'on marche ou qu'on se tient debout.

La vie assise	**La vie debout**
Je pense plus que je n'agis	J'agis autant que je pense
Je rumine le passé	Je vis le présent et le futur
Je cherche des solutions abstraites	Je trouve des idées pratiques
Je me pose des questions	Je trouve des réponses
J'ai du mal à me représenter l'avenir	Je vois loin dans l'espace et le temps

La Préhistoire l'a montré, et tout le reste de l'histoire le confirme, il y a une prime à l'action et au mouvement. Le développement du cerveau a été déclenché par la position debout. Dès lors, l'homme protège et même fait grossir son cerveau avec ses jambes. Il ne faut pas interrompre cette chaîne de progrès qui va de la Préhistoire à aujourd'hui. Si nous voulons garder un cerveau et un corps en bonne santé, il nous faut continuer à cultiver notre nature de bipède en mouvement. En parcourant le tableau qui suit, vous verrez que plus une espèce animale se déplace, plus ses mouvements sont nombreux et complexes, plus son cerveau est riche en neurones.

Nombre de neurones par espèce et quantité de mouvement

Espèce (type de mouvement)	*Nombre de neurones*
Éponge (sans mouvement personnel)	0
Méduse (flottant avec le courant)	800
Escargot aquatique (commence à se déplacer)	11 000
Limace de mer (se déplace un peu plus)	18 000
Mouche (vole et bouge en permanence)	100 000
Homard (déplacement marin avec projet)	100 000
Fourmi (déplacement terrestre avec un projet)	250 000

Cafard (déplacement plus élaboré)	1 000 000
Grenouille (les débuts du cerveau en action)	16 000 000
Souris (le premier cerveau d'un mammifère)	75 000 000
Rat (le cerveau devient plus complexe)	56 000 000
Pieuvre (un plus gros cerveau pour actionner ses nombreux bras ou jambes)	300 000 000
Chat (le mouvement, l'émotion et l'indépendance)	1 000 000 000
Chimpanzé (le cerveau accède aux projets, au raisonnement et à la communication)	6 700 000 000
Éléphant (le dernier cerveau avant l'homme)	23 000 000 000
Humain (le plus mobile et le plus réfléchi, sur deux pieds et avec des projets)	85 000 000 000

L'effet n'est pas seulement cérébral. C'est aussi une question de point de vue. La relation au monde et à soi-même est différente quand on se tient droit sur ses jambes. Le marcheur regarde plus loin, progresse et découvre de nouveaux territoires. Les meilleurs chefs de tribus préhistoriques organisaient des tours de garde. Debout, on guettait mieux son gibier ou ses ennemis. Les bras et les mains qui ne servaient plus à marcher à quatre pattes comme chez l'animal trouvaient d'autres missions. Ils lançaient des pierres, tenaient des armes ou envoyaient des signaux. Plus on se tient debout, plus on utilise ses mains pour des mouvements fins et créatifs. Les humains marcheurs ne stimulent pas seulement leurs jambes et leur cerveau. Ils assouplissent aussi leurs paumes et leurs doigts. Avec des mains devenues agiles et différentes des pieds, ils fabriquent des outils ou des œuvres d'art. Les espèces animales qui bougent moins ont le cerveau et les nerfs des mains moins développés. Pour garder un cerveau humain et conquérant en pleine santé, il faut :

– des mouvements réguliers ;
– des mouvements complexes ;
– des mouvements qui font voyager, comme la marche ou la course.

Il ne faut pas attendre d'être motivé pour bouger et marcher. L'effet est inverse. C'est le mouvement ou l'action qui crée la motivation puis donne envie de continuer à bouger.

Marche → Envie → Motivation → Envie de continuer à bouger

Toutes les marches et toutes les activités sont bonnes. Choisissez celle qui vous plaît le plus, vous ne vous tromperez pas. Essayez selon votre humeur ou votre degré d'énergie :

– la marche lente, en pleine conscience, sans regarder son téléphone,
– la marche rapide pour stimuler ses émotions,

– la marche encore plus rapide, à la limite de la course, qui fait du bien au cerveau comme aux vaisseaux.

Les jambes tristes	**Les jambes préhistoriques**
Souvent repliées derrière un bureau	Souvent en action
En perte de muscle	Musclées c'est une question de survie
Elles ne me servent à rien	Mes meilleures alliées pour fuir ou chasser
Je les veux belles et reposées	Elles doivent me servir à bouger, fuir et me défendre

Le mouvement est une pratique de bon sens à tout âge. Les enfants entraînent leur équilibre avec les premiers pas et les seniors évitent l'Alzheimer. Les plus âgés protègent mieux leurs capacités intellectuelles en marchant qu'en faisant des exercices fastidieux de mémoire ou de raisonnement. Préférez une marche par jour, idéalement avec un ou une ami(e), aux mots croisés assis à votre bureau pour entretenir votre cerveau !

L'exercice physique naturel pour un cerveau en bonne santé

Il dure 35 minutes, avec :
5 minutes d'échauffement (des flexions tranquilles),
5 minutes d'effort stimulant le cœur (course rapide ou tout autre mouvement qui essouffle),
20 minutes de marche à bon pas,
5 minutes de récupération avec une respiration profonde.

JE SAIS QUI JE SUIS

Les peuples de la Préhistoire cultivaient un autre pouvoir précieux que nous ne stimulons plus assez aujourd'hui. La conscience de soi est une qualité essentielle. La femme ou l'homme conscient de lui-même se rend compte qu'il existe et qu'il est un être pensant. Si l'on utilisait des mots techniques, on dirait qu'il accède à la *métacognition.* Il pense qu'il pense. Cette conscience de soi fait la différence entre les êtres vivants et les objets.

La conscience de soi a été précieuse dès la Préhistoire. Les *Sapiens* se connaissaient et connaissaient parfaitement leur environnement. Vivre de la cueillette ou de la chasse leur imposait un haut niveau de conscience de soi et de l'extérieur. Ils connaissaient les lieux de refuge, les sites de chasse et les endroits où abondaient les aliments qui leur étaient nécessaires. Hommes et femmes préhistoriques avaient acquis une expérience quasi scientifique en distinguant les plantes bénéfiques des plantes toxiques et de celles qui soignent, ainsi que la connaissance du climat et de la météorologie, qui complétait leur arsenal de survie. Les peuples de la Préhistoire avaient également conscience de leur talent et de l'usage qu'ils pouvaient en faire. Des projets personnels et collectifs leur permettaient de s'adapter à leurs peurs et à celles de leur groupe.

Les six degrés de conscience de soi

Niveau 1 : Je me protège des dangers les plus objectifs et de ce qui menace ma survie.
Niveau 2 : Je reconnais que le monde autour de moi agit sur moi.
Niveau 3 : Je reconnais que mes sens me permettent d'observer le monde et que je peux aussi m'observer moi-même.
Niveau 4 : Je me reconnais comme une personne à part entière, et différente du monde qui m'entoure.
Niveau 5 : J'ai la notion du temps, je sais que je suis né et que je vais mourir... Je veux en profiter au maximum en attendant.
Niveau 6 : J'identifie les aspects de moi visibles (extérieurs) et aussi invisibles (pensées, émotions, souvenirs, peurs, croyances, habitudes...).

La conscience de soi reste aujourd'hui une qualité importante. Il existe à présent des techniques modernes d'entraînement à la conscience. Un protocole a invité des volontaires à passer quinze minutes par jour à penser à eux en silence. Ils progressaient vite en conscience de soi. Au bout de trois jours, les neurones changent et sont moins enflammés. L'image du cerveau étudiée en imagerie par résonance magnétique se transforme aussi. Les volontaires ont apprécié l'expérience. Ils étaient de meilleure humeur et avaient davantage confiance en eux.

**Quelques exercices simples
pour augmenter votre conscience de soi**

– Enregistrez votre voix puis écoutez-la.
– Distinguez l'enregistrement d'une phrase neutre que vous lisez d'une séquence plus intime où vous vous décrivez ou exprimez des émotions.
– Posez votre main sur votre poitrine pour ressentir les battements de votre cœur.
– Regardez-vous dix secondes puis trente secondes dans un miroir. Alternez des séquences : vous avez une expression neutre, vous souriez, vous prenez un air triste…

Je suis qui je suis

Les femmes et hommes de la Préhistoire savaient qui ils étaient et en plus ils n'essayaient pas de changer en permanence leur nature, leurs habitudes, leur instinct. « **Je suis comme je suis** » fonde une morale toute simple, un mode de vie où l'on s'écoute, on se connaît puis on se respecte sans se torturer. Les *Sapiens* ou les Neandertal ne participaient pas à des stages de recherche du bonheur, ils étaient tous inscrits de gré ou de force au grand stage de survie de leur époque.

Les traités sur la santé les plus récents, parus aux États-Unis, s'inspirent du « je suis comme je suis ». Ils ne proposent plus de changer mais plutôt d'insister, de garder sa nature, ses défauts comme ses qualités. Le meilleur des bonheurs est celui qui nous va le mieux, le plus proche de ce que l'on est vraiment.

Le bonheur est comme un costume ou une paire de chaussures. Rien ne sert d'acheter un article de grande marque qui ne vous va pas. Vous serez toujours mieux avec une veste ou des chaussures à votre taille, adaptés à vos goûts et à votre morphologie.

L'écrivain américain Charles Bukowski a appliqué à notre époque la méthode préhistorique du « je suis comme je suis ». Il cultivait une dégaine et une démarche directes pouvant aller jusqu'à la brutalité parfois. Il assumait ses sautes d'humeur et tous les traits gênants de son caractère. Il buvait, beaucoup, trop même, jouait son argent et refusait les contraintes et les conventions. Son épitaphe résume ses principes de vie : « *Don't try* » (N'essayez pas, sous-entendu : « Faites »). « Ne changez rien à ce que vous êtes » ou « Assumez votre nature » auraient également pu figurer sur sa tombe.

Le blogueur américain Mark Manson fait appliquer à ses adeptes en ligne un style de vie inspiré de la Préhistoire. Il enseigne le « Je suis comme je suis » à coups de tweets, de films sur Youtube ou de questions faussement absurdes sur votre type de sandwich préféré. En étudiant le « Je suis comme je suis », on s'aperçoit que les plus déprimés sont celles et ceux qui n'acceptent pas leur nature. Ils essaient de penser ou d'agir contre leur instinct, se corrigent ou se font des reproches. Charles Bukowski autant que la Préhistoire prônent l'exemple inverse. On ne doit pas consacrer trop de temps ni trop d'énergie à la recherche d'un bonheur qui n'est pas fait pour nous. Le risque serait de passer à côté de sa vie. La quête d'une vie euphorique, d'un ciel sans nuage ou d'une nature idéale est une expérience vraiment angoissante. À l'inverse, accepter ses émotions même quand elles sont désagréables rend heureux. Vous pouvez transformer vos défauts en qualités, en une originalité qui vous distingue. Ce qu'on vous reproche le plus est la base de votre identité ou même de votre talent.

La loi de l'effort inverse

Si vous essayez de rester à la surface de l'eau, vous coulez, mais quand vous essayez de couler, vous flottez. Quand vous retenez votre souffle, vous le perdez. Plus vous essayez d'être parfaitement heureux, moins vous êtes content et satisfait de vous. Plus vous essayez d'être riche, plus vous vous sentez pauvre, quel que soit votre compte en banque. Plus vous essayez d'être séduisant et plus vous vous trouvez sans intérêt. Donc celles et ceux qui ont confiance en leur nature font moins d'efforts et s'en sortent mieux.

La *psychopaléo*

La connaissance de la Préhistoire fonde un nouvel art de vivre. La *psychopaléo* mélange la révolte contre l'excès de technologie, la culture de l'individualité et l'anticonformisme. Ses défenseurs vont encore plus loin que Charles Bukowski pour défendre leur nature ou leur instinct. Après l'ère du développement personnel arrive le temps du détachement et de l'affirmation préhistorique. On ne cherche plus à progresser, on s'assume, on s'impose avec ses tares ou ses manques.

Pour vivre en *Sapiens*, il faut apprendre à parler et penser de la manière la plus directe possible. Tout est bon pour cultiver ses pensées spontanées.

Quelques techniques modernes permettent de rencontrer l'esprit préhistorique.

Les jeux sur ordinateur ou Internet sont un bon entraînement.

Ils vous entraînent au combat, à la réflexion et à la résolution rapide de problèmes. Vous vous mettez dans la peau d'un guerrier ou d'un survivant. Vous attaquez, vous défendez, vous subissez des revers et vous repartez.

Vos secrets sont votre protection.

Ne croyez pas devoir tout dire de vos angoisses, vos échecs, vos doutes. Oubliez les longues confidences à vos amis ou compagnons. Les hommes et les femmes heureux, façon préhistorique, n'ont pas moins d'angoisse, seulement ils en parlent moins. De fait, elles les envahissent moins.

Les actions sans arrière-pensée sont les meilleures.

L'excès d'hésitation fait autant de mal à l'esprit que l'excès de graisse nuit au cœur. Laissons de côté tous les usages et les politiques. En pensant moins, on rumine moins et on prend des décisions plus faciles et plus rapides. D'ailleurs, les décisions prises sur un coup de tête sont souvent meilleures. Elles mettent à distance le perfectionnisme et le principe de précaution.

Les paroles directes sont mieux comprises et moins blessantes.

Nous devenons des experts en euphémismes, en grandes phrases vagues, en digressions. Dire simplement ce que l'on veut surprend au début. L'entourage croit à une manœuvre ou à un manque de politesse. Puis il s'habitue. Vous donnez aux autres des idées et ils finissent par vous imiter.

Le gène préhistorique du bon sens

Les recherches sur la génétique des personnalités donnent raison à la *psychopaléo* et à son « Je suis comme je suis ». Les populations qui ont le mieux résisté aux dangers de la nature n'étaient pas les plus sages ni les plus prudentes. À la Préhistoire, il ne faisait pas bon être trop prévoyant ou trop routinier. Dans un monde aussi dangereux qu'imprévisible, les plus souples survivent mieux que celles et ceux qui planifient tout. Les civilisations les plus fortes ont été :

– les plus impulsives,
– les plus ouvertes aux autres et les plus extraverties,
– les chercheuses de nouveauté.

Une preuve de cette résistance par l'anticonformisme vient d'être apportée par une recherche génétique. Il y a un gène qui intrigue particulièrement les chercheurs décryptant les comportements. Ce gène s'appelle DRD4. Il contrôle l'activité de la dopamine dans le cerveau. Il existe deux conformations – ou deux allèles, pour parler comme les généticiens du gène DRD4. L'un des allèles fait monter la dopamine et l'autre la fait baisser. Ceux qui ont beaucoup de dopamine sont aventureux et ceux qui ont moins de dopamine sont plus calmes. Les porteurs du gène à forte dopamine sont plus actifs. Ils recherchent la nouveauté et même le danger, ils sont plus énergiques et plus créatifs. Les femmes et les hommes qui ont le gène à dopamine basse sont au contraire beaucoup plus sérieux. Ils se rassurent par la routine et fuient ce qui les intimide.

Si on observe l'évolution des gènes depuis la Préhistoire, on voit qu'il est dangereux d'être trop sage. Les gènes les plus transmis depuis la Préhistoire sont ceux qui font monter la dopamine. On commence à comprendre pourquoi les gènes codant pour une dopamine haute ont davantage résisté au temps. Les êtres humains porteurs du gène à forte dopamine s'en sont mieux sortis, ils ont mieux su s'adapter aux environnements hostiles. Les impulsifs et les passionnés de nouveauté ont trouvé plus d'astuces pour se nourrir, même quand gibier et fruits venaient à manquer. Ils ne craignaient pas de s'aventurer vers des zones moins tempérées ni de s'installer dans de nouveaux pays. Les risque-tout à dopamine haute avaient des techniques de chasse plus efficaces et rapportaient plus de gibier que ceux qui avaient une dopamine basse. Le gène DRD4 – qui fait monter la dopamine haute – est une protection depuis la Préhistoire et jusqu'à nos jours.

Aujourd'hui aussi, les amateurs de sensations avec une dopamine élevée l'emportent sur les routiniers. Ils gagnent plus d'argent, ont plus d'amis et sont plus séduisants. Derrière chaque réussite, il y a un peu de danger assumé. Connaître sa zone de sécurité mais accepter d'en sortir est une qualité précieuse depuis la Préhistoire. Le seul péril auxquels sont exposés ceux qui ont une dopamine haute est la drogue – ils sont plus tentés par les addictions ou les ivresses, ils ont envie de tout essayer, tout goûter.

À l'école, on encourage la conduite à dopamine basse, l'ordre, le sérieux, la préparation, la précaution. Pourtant, les meilleurs élèves sont ceux qui ne suivent pas toutes les règles et sont capables d'innover. Un fort taux de dopamine rend heureux et créatif. Les statistiques les plus récentes sont formelles. Les étudiants extravertis, ceux qui sont capables de remettre en cause une partie de leurs cours, ceux qui discutent ou critiquent réussissent mieux que ceux qui ingurgitent passivement leurs leçons.

De nos jours, bien sûr, nous avons moins besoin de prendre des risques pour nous nourrir ou chasser en meute. Mais il nous faut toujours une dopamine haute pour être ouvert aux autres, tolérer ou aimer la nouveauté voire les surprises. Il n'y a pas que les aventuriers, les explorateurs ou les joueurs de poker qui ont besoin d'une dopamine haute. En entreprise ou à votre compte vous devez cultiver un peu de votre impulsivité, votre singularité et de votre pouvoir de dire non. Nous avons besoin d'ordre pour vivre et d'un peu de désordre pour survivre.

Même ceux qui ont un tempérament casanier et des gènes à dopamine basse peuvent changer. L'amour de la nouveauté et l'esprit d'aventure sont des qualités qui se cultivent. Tout timoré est un aventurier qui s'ignore. Il faut juste qu'il découvre sa propre manière de sortir des sentiers battus.

Vous pouvez vous entraîner à des exercices de psychologie moderne et préhistorique à la fois : notez les moments de votre journée où vous vous surprenez ; cherchez quelle activité nouvelle pourrait vous stimuler sans vous tétaniser de peur. (Vous avez le choix entre une rencontre avec une personne inconnue, un repas dans un restaurant inhabituel, un nouveau sport, une œuvre artistique d'un genre inconnu.) Une fois votre choix fait, lancez-vous en gardant à l'esprit que vous améliorez votre santé chaque fois que vous vous mettez (un peu) en danger.

L'esprit préhistorique à dopamine haute est tellement important qu'on propose des méthodes encore plus précises pour le développer. Faites la différence entre trois domaines de votre vie :

– les **moments de capitalisation**. Vous retrouvez une personne, un plat ou une musique connue et vous vous faites plaisir de manière prévisible. Le bonheur de la capitalisation est celui de la relecture et de la promenade tranquille dans sa zone de confort.

– **les moments de consolation**. Vous ne cherchez toujours pas la nouveauté. Vous travaillez à vous rassurer, vous détendre sans vous exposer. Pour cela, vous continuez à vivre des activités ou à fréquenter des personnes connues et rassurantes.

– les **moments de nouveauté**. Vous vous surprenez en abordant un domaine inconnu, *a priori* pas fait pour vous. Vous laissez décider le hasard et réglez votre sélecteur d'activité sur le mode aléatoire.

L'idéal est que vos loisirs, vos vacances et même votre travail obéissent à la règle des trois tiers, en se répartissant à parts égales entre capitalisation, consolation et nouveauté. Votre confiance en soi a besoin des trois types d'activités pour être à son maximum.

Quelques idées pour stimuler sa confiance et sa dopamine

Je prends une décision ou je fais un choix qui me surprend et surprend mes amis.
Je teste une nouvelle manière de m'amuser, de travailler ou de faire des rencontres.
Je recherche et mets en œuvre une action vraiment inédite, une expérience que je n'ai jamais connue avant.
Je m'oblige chaque semaine à faire un choix, un achat ou une rencontre sur un coup de tête en cédant à ma première impression.
Je me passe chaque mois d'une activité ou d'une relation que je poursuis par habitude mais qui, au fond, m'ennuie.

La leçon de Lascaux

Imaginez qu'un de vos amis vous invite chez lui et vous montre une peinture qu'il a lui-même exécutée sur les murs de sa salle à manger. Elle représente sa famille, ses enfants, ses animaux familiers. Il a même peint son âme en train de voyager d'un monde à l'autre. Votre ami peintre amateur a complété son œuvre avec un portrait de lui-même, tout nu, le sexe en érection. Vous seriez, au choix, agacé, gêné ou étonné. Les peuples de la Préhistoire n'avaient pas ces pudeurs. Ils représentaient ce qu'ils faisaient quotidiennement et ce dont ils étaient le plus fiers. Les fresques de Lascaux en sont un bon exemple. Le sens précis de ces fresques nous échappe encore aujourd'hui. Les spécialistes de l'art préhistorique se demandent si les scènes figurées sont des chasses collectives ou des représentations de la mort avec une âme qui fuit vers le ciel. Malgré les mystères qui les entourent, la leçon de bon sens que ces fresques nous donnent est claire. Il n'y a pas de mal à reconnaître ce dont on est fier, à le montrer et à le mettre en scène.

Quand on se raconte en mettant en avant ses qualités ou quand on invente une histoire, on progresse et se fait du bien. Les peintres de Lascaux ne barbouillent pas des murs au hasard. Ils inventent, reproduisent des scènes de leur vie ou en imaginent d'autres. En décrivant leur présent, ils lui donnent une tonalité agréable. Avec leurs fresques, ils inventent leur futur plutôt que de le subir. Si vous essayez de savoir à quoi ressemblait un homme ou une femme préhistorique vraiment heureux, pensez aux peintres des fresques de Lascaux. Les spécialistes de la Préhistoire risquent de vous contredire, mais peu importe. Il y a fort à parier qu'une telle création n'a pu se réussir que dans l'euphorie voire dans une transe.

La zone cérébrale de l'esthétique

Les peintres de Lascaux ont actionné une partie du cerveau jusque-là négligée : le centre de l'esthétique. Une équipe de neurologues suisses et italiens vient de comprendre ce qui se passe dans un cerveau humain face à une belle image. Pour peindre une fresque ou pour l'admirer, il faut faire travailler ensemble :

– sa capacité à ressentir une émotion ;
– ses perceptions visuelles ;
– sa compréhension du sens du dessin ;
– sa connaissance de la culture et de l'époque.

Un cerveau qui crée ou qui admire la beauté augmente son activité dans des zones sensibles porteuses d'émotions positives. Nous réalisons devant la beauté une expérience très complète de gymnastique cérébrale en stimulant :

– la zone du cerveau connectée aux yeux (le cortex orbito-frontal) qui décide si ce que l'on voit est beau ou pas ;
– le cortex moteur (celui qui permet de bouger les bras et les jambes). On marche jusqu'à un musée ou un cinéma et l'on peint ou danse en mouvement ;
– les zones de la récompense cérébrale (celles qui réagissent aussi devant un bon repas ou quand on tombe amoureux) ;
– les zones du plaisir : le plaisir esthétique n'est pas seulement intellectuel. On éprouve une vague de satisfaction dans tout son corps.

Il a fallu aux créateurs de l'ère préhistorique des cerveaux particulièrement développés et une intelligence émotionnelle hors pair. Dans le même temps, l'art qu'ils exerçaient a transformé leur cerveau et décuplé leurs capacités de réflexion. Les historiens du cerveau voient ici à l'œuvre l'un des premiers cercles vertueux entre bonne image de soi, affirmation de soi et bonne santé.

Je sais qui je suis

↓

Je suis qui je suis

↓

Je me décris dans une œuvre d'art

↓

Ma création stimule mon cerveau

↓

Mon cerveau protège ma santé et mes émotions

Aujourd'hui encore, nous profitons de cette boucle positive. L'art fait du bien au cerveau comme aux émotions. Je prescris souvent une activité artistique à celles et ceux qui recherchent le bonheur ou la confiance en soi. À eux de chercher leurs motifs de fierté et la surface ou la scène sur lesquelles ils ont envie de les représenter. Tous les arts renforcent l'humeur, le corps... et l'ego. Devant votre peinture, celle que vous avez créée seul ou en groupe, vous serez à la fois détendu et fier. La sculpture, le théâtre, le chant, l'écriture ou la musique agissent comme des thérapies naturelles. Elles consolent les plus stressés, rassurent ceux qui se croient incapables de réussir quoi que ce soit et augmentent le bien-être de ceux qui vont déjà bien. Une autre application moderne de la technique des grottes de Lascaux est le **carnet des fiertés** : cherchez des motifs de fierté et écrivez-les sur un carnet que vous gardez secret. Celui-ci aura tôt fait de se remplir et de faire taire les voix intérieures porteuses de reproches. Ainsi, lorsque vous n'avez à l'esprit que vos insuffisances ou vos échecs, vous pourrez feuilleter votre carnet de réussites.

Faire confiance à ses coups de déprime

Les hommes préhistoriques avaient bien de la chance. Ils ne connaissaient pas la déprime au sens où nous la comprenons aujourd'hui. S'il y a bien une manière moderne d'être malheureux, c'est d'espérer être heureux tout le temps. Celles et ceux qui voient chaque moment de tristesse comme le signe d'une maladie sont en danger. Ils ne sont pas déprimés mais risquent de se rendre malades avec des traitements inutiles ou des angoisses banales qu'ils interprètent comme des indices de faiblesse.

Cependant, les dernières études sur les gènes conservés dans nos chromosomes depuis la Préhistoire font porter un regard différent sur la déprime. Une recherche vient d'analyser les 4 % de nos gènes actuels qui sont les mêmes que ceux de l'homme de Neandertal. Étonnamment, les gènes de la déprime se sont mieux transmis que les autres entre la Préhistoire et aujourd'hui. Si ces gènes ont été sélectionnés, c'est que celles et ceux qui en étaient porteurs ont mieux résisté à la mortalité et aux maladies que les non-déprimés. Contrairement à ce que l'on pourrait croire, la déprime conserve et protège.

Comment expliquer cette résistance par la déprime ? Les experts de cette science nouvelle, qui fait travailler ensemble psychologues, biologistes et historiens, ont beaucoup hésité avant d'avancer une hypothèse qui est maintenant acceptée par le plus grand nombre. Les hommes ou les femmes porteurs de gènes exposant à la déprime ont trouvé de meilleures parades aux dangers des temps préhistoriques. Ils étaient capables de rester plus longtemps que les autres dans une caverne à attendre le dégel. Ils supportaient l'hiver parce qu'ils savaient ralentir, ne pas parler, ne pas se lancer dans des projets aventureux. Ils s'installaient sous une couverture et ils toléraient de passer de longues journées sans boire ni manger, ou presque. Les Néandertaliens tolérant l'inaction ou même la déprime hivernale survivaient en acceptant de se retirer du monde quand les circonstances l'exigeaient. Ils vivaient plus longtemps que ceux qui continuaient à marcher malgré le froid et qui finissaient gelés ou dévorés par des prédateurs. Après leur temps de repli et d'hibernation, les hommes et femmes capables de déprime se remettaient en route et retrouvaient leur forme. Ils avaient l'esprit clair, et l'envie de découvrir de nouvelles terres ou de profiter du beau temps revenu. En conclusion : savoir s'arrêter quand il est dangereux de continuer à s'agiter est une grande qualité, qui rend la vie plus sûre et même plus heureuse.

Ces bienfaits objectifs de la dépression irritent celles et ceux qui se rêvent productifs ou euphoriques en permanence. Quand ils traversent de brefs moments de saturation ou d'agacement, je leur rappelle le destin des gènes préhistoriques. Il faut évidemment traiter les dépressions les plus graves, celles qui durent trop longtemps et empêchent de vivre – ce sont les dépressions caractérisées. Mais chercher à gommer toutes ses émotions désagréables n'est pas possible ni utile. Être heureux, ce n'est pas s'immuniser définitivement contre la déprime. La médecine du bon sens fait accepter l'idée que les moments de découragement existent mais qu'ils ne dureront pas. Elle fait comprendre que ces périodes de moindre motivation ne sont pas du temps perdu. Il faut tolérer et même faire confiance à toutes ses émotions.

Vous pouvez, comme un homme ou une femme préhistorique au milieu de l'hiver, avoir envie de rester chez vous quand le temps n'est pas encourageant. Vous avez besoin d'un temps d'arrêt pour supporter ou digérer les étapes difficiles, les deuils, les déceptions ? C'est parfaitement normal. Les pertes d'énergie sont inscrites dans la nature humaine et même dans nos gènes. L'aptitude à se replier, à trouver un temps, sur soi, est une qualité de résilience. Nous nous en doutions. La Préhistoire nous le laissait deviner. Nos chromosomes hérités des *Sapiens* nous le confirment.

Protéger ses totems et ses tabous

Les hommes préhistoriques célébraient des fêtes autour de leurs totems. Leurs danses imitaient les mouvements de ce qui donnait un nom et une identité à leur groupe. Leur totem pouvait être un animal comestible ou pas, inoffensif ou redouté : un ours, un bélier, un loup ou un animal fantastique. C'était plus rarement une plante ou une force naturelle comme la pluie ou l'eau.

Nous aussi, nous avons nos totems, ils sont seulement moins visibles. Chaque famille, chaque entreprise possède son totem, son logo, son image de marque. Promenez-vous dans un magasin dédié à un club de football et faites l'inventaire des totems offerts aux membres de la tribu. Depuis la Préhistoire, celui ou celle qui refuse le totem passe pour un rebelle ou un mauvais esprit. En entreprise ou en famille, on essaie de le convaincre d'adhérer au projet collectif. S'il s'obstine à refuser les rites ou critiquer l'image du groupe, on le met gentiment à l'écart. Il gêne la dynamique et fait peur aux autres. Dans une religion, une famille, un club ou une entreprise, vous trouverez autant de totems que de tabous, car nous nous regroupons tous autour de passions mais aussi d'interdits, de détestations, de rejets aussi importants que les engouements. Les tabous peuvent être universels et sexuels comme l'interdiction de l'inceste entre parents et enfants et entre frères et sœurs. Ils peuvent être plus personnels, secrets ou cachés.

Contrairement à ce que voudrait nous faire croire une culture moderne de la liberté sans contrainte, il n'est pas possible de tout autoriser. Ce n'est pas viable. Nous avons autant besoin de nos totems que de nos tabous. S'ils ne bloquent pas l'existence, les tabous méritent autant le respect que les totems. Ils construisent l'identité et sont la base de la confiance en soi. La médecine du bon sens ne demande pas de tout essayer ni de tout accepter pour connaître ses limites. Nous avons nos scrupules, nos hontes, nos préventions. Le pouvoir de dire oui n'est authentique que si l'on a aussi le pouvoir de dire non.

Reconnaissez vos bons tabous

Ils désignent des situations ou des personnes que vous estimez dangereuses.
Ils ne sont pas des superstitions ou des croyances magiques sans fondement.
Ils sont en phase avec vos valeurs et votre nature profonde.
Ils ne vous sont pas imposés de force.

La leçon de la Préhistoire

Marche — Alimentation riche
↓ ↓
Développement du cerveau
↓
Je sais qui je suis – Je suis qui je suis
↓ ↓ ↓
Expression de ses désirs — Innovation, Prise de risque — Fierté
↓ (Innovation, Prise de risque)
Bonne humeur

VIVRE EN MODE PRÉHISTORIQUE AUJOURD'HUI ?

En 1985, un médecin de l'université Emory à Atlanta en Géorgie, aux États-Unis, a prôné le retour au régime paléolithique. Ce radiologue, le Dr Stanley Boyd Eaton, a publié un article sur la nutrition paléolithique dans le très sérieux journal américain *New England Journal of Medicine*. Il s'est appuyé sur une hypothèse génétique que l'on a le droit de trouver un peu fantaisiste. Il suggère que nous avons gardé à peu près les mêmes gènes que les hommes préhistoriques d'il y a 40 000 ans. Alors que dans le même temps notre alimentation a davantage changé. Selon lui, nous sommes plus adaptés génétiquement aux habitudes alimentaires de la Préhistoire qu'aux plats modernes. C'est à cause de cette différence entre nos gènes qui viennent du passé et nos repas industriels que nous serions exposés à l'hypertension artérielle, à l'obésité ou au diabète. Sur les aspects génétiques, le bon Dr Eaton n'a pas convaincu ses collègues. Personnellement, je doute aussi de la valeur de ses prescriptions diététiques. J'ai du mal à imaginer qu'il faille adapter son comportement d'aujourd'hui à des gènes préhistoriques.

Pourtant le Dr Eaton ne manquait ni de diplômes ni de force de conviction. Il avait été nommé professeur d'anthropologie à l'université Emory. Il a même dirigé l'équipe médicale chargée de veiller sur les sportifs du village olympique aux Jeux olympiques d'Atlanta en 1996.

Voulant nous faire manger comme des hommes préhistoriques, il suggérait :

– *Plus de protéines*. Pendant la Préhistoire, on mangeait plus de protéines animales. On consommait aussi un kilo par jour de végétaux. Pas simple à adapter aujourd'hui.

– *Des graisses différentes*. Les graisses préhistoriques apportaient plus d'oméga 3.

– *Moins de glucides.* Les seuls glucides accessibles aux hommes préhistoriques étaient les fruits, les racines, les tubercules et les baies. Ils ne mangeaient pas de céréales et leur sucre n'était pas raffiné.

– *Pas de produits laitiers* qui n'étaient pas consommés à l'époque.

Le régime paléolithique exclut donc les céréales, les légumes secs, les laitages, le sucre et le sel. Le livre de Loren Cordain, *The Paleo Diet*, a mis en pratique les conseils de Stanley Eaton. Il a connu un grand succès aux États-Unis. L'idée était d'adapter à la culture américaine les règles préhistoriques. Le principe reste le même :

– Exclusion des céréales à l'exception du riz.

– Exclusion du lait.

– Majorité de produits crus (viande, poisson et œuf).

– Huile végétale vierge par première pression à froid.

– Légumes verts cuits uniquement à la vapeur d'eau.

Il y a dans cette passion pour le régime préhistorique une approche biologique plus poétique que scientifique. On exclut les aliments modernes et tout ce qui est censé nous faire du mal dans les progrès de la société d'aujourd'hui. La promesse faite aux adeptes de ce régime est très belle, sans doute un peu trop belle pour être complètement vraie : baisser le cholestérol, baisser la tension artérielle, protéger son cœur, éviter l'acné et les cancers. Le risque de carence provoquée par la diète paléolithique n'a pas été suffisamment étudié. On peut en le suivant de trop près manquer de calcium et consommer trop de produits d'origine animale. Je préfère vous inciter à davantage vous inspirer du mode de vie de la Préhistoire que de son seul régime alimentaire.

Mesurez votre score de confiance préhistorique

Ces questions viennent d'une échelle internationale, la *Rathus Assertiveness Scale*. Elles vous proposent des situations qui testent votre confiance en vous.

Répondez par Oui ou Non sans trop réfléchir et sans arrière-pensée. Vous saurez à la fin si vous avez ou pas gardé en vous la confiance d'une femme ou d'un homme de la Préhistoire.

1. Si un vendeur s'est donné beaucoup de mal à me montrer une marchandise qui ne me convient pas parfaitement, je n'ai pas de mal à lui dire non si l'objet ne me plaît pas.

2. Lorsqu'on me demande de faire quelque chose, j'insiste pour en savoir la raison.

3. Je me bats pour arriver aussi bien que les autres dans ma profession.

4. J'ai du plaisir à entreprendre des conversations avec de nouvelles connaissances ou des étrangers.

5. Si un parent proche et respecté est en train de m'ennuyer, je lui dis poliment.

6. Je pose les questions dont j'ai envie même si je risque de paraître stupide.

7. Si un conférencier réputé et respecté dit quelque chose que je pense inexact, je peux faire entendre mon point de vue.

8. J'aime bien discuter un peu les prix avec les vendeurs.

9. Lorsque j'ai fait quelque chose d'important et de valable, je m'arrange pour le faire savoir aux autres.

10. Si quelqu'un a répandu des histoires fausses et de mauvais goût à mon sujet, je le vois aussi vite que possible pour une explication.

11. Je me plains lorsque le service est mal fait dans un restaurant ou ailleurs.

12. Je ne suis pas gêné quand on me fait un compliment.

13. Au cinéma, si un couple près de moi est en train de parler à voix haute, je lui demande de se taire ou d'aller autre part.

14. Quiconque cherche à passer devant moi dans une queue risque une bonne explication.

15. Je suis rapide dans l'expression de mes opinions.

Si vous avez répondu plus de douze fois oui, vous avez tout de la confiance d'un homme ou d'une femme de la Préhistoire.

Si vous avez répondu entre sept et douze fois oui, vous êtes tranquille et la question de la confiance en soi ne se pose pas pour vous.

Si vous avez répondu moins de sept fois oui, vous pouvez faire progresser votre confiance en vous.

Accessoires du bonheur préhistorique

Une massue préhistorique

Pour éloigner celles et ceux qui veulent vous mettre au régime. Pour défendre sa nature, ses tabous, ses petites et grandes folies et même ses coups de blues.

Une tribu avec soi

Pour mieux résister à l'hiver et aux dangers du destin ou de la nature, partager ses peurs et ses valeurs. Pour trouver un partenaire avec qui l'on bouge ou on court.

Un repas au coin du feu

Parce que nous avons besoin autant de plats mijotés que de crudités.

Des fresques

À chacun de montrer ses réussites, de les peindre ou de les raconter.

EXERCICES DE CONFIANCE PRÉHISTORIQUE

Imaginez-vous en homme ou femme préhistorique

Vous réalisez une mise en situation et une décentration. Votre stress quotidien ou vos menaces vous paraissent moins graves comparés à ceux de Neandertal.

Ne vous imposez pas trop de régimes

Les régimes vous font perdre la confiance et gagner du poids. Ils donnent faim et rendent le cerveau plus sensible aux aliments. Préférez aux régimes de petits changements dans vos habitudes alimentaires que vous poursuivrez sans vous frustrer.

Limitez la graisse sans l'exclure

Notre cerveau contient entre 12 et 34 % de graisse. Le cerveau s'est particulièrement développé à la Préhistoire en augmentant sa charge en graisse. Un cerveau gras fonctionne mieux, réfléchit et communique. L'idéal est de manger assez de graisse pour protéger son cerveau et ses nerfs, sans faire monter son taux de cholestérol, toxique pour les vaisseaux.

Équilibrez le cru avec le cuit

La passion pour les crudités ne doit pas vous faire oublier l'importance des aliments cuits. Le feu est l'une des grandes découvertes de la Préhistoire. Les plats cuits apportent davantage d'énergie dans un plus petit volume et la cuisson rend comestible des aliments qui ne le seraient pas autrement. L'idée est que vos repas contiennent du cuit et du cru à parts égales.

Mangez à votre faim seulement quand vous avez faim

Protégez-vous du grignotage en vous souvenant de vos ancêtres préhistoriques qui ne grignotaient pas de friandises entre les repas. Trouvez vos aliments à risque (sucrés ou gras), vos moments à risque (à l'apéritif, avec des amis, avant ou après le repas).

Mastiquez pour être en forme

Les aliments de la Préhistoire étaient plus consistants et obligeaient à mâcher longtemps. Trompez votre faim en commençant le repas par un aliment solide que vous avez besoin de mâcher trois minutes avant de l'avaler.

Résolvez à jeun vos questions difficiles

Utilisez le moment qui précède le petit déjeuner pour régler les problèmes. Vous allez vous apercevoir que la faim vous stimule. Vous travaillez plus vite, vous êtes plus créatif et mieux concentré. Vous pouvez continuer l'expérience en tentant un jeûne par mois. Vous limiterez vos apports à 800 calories pour commencer, avec 300 ml de soupe, 1,5 litre d'eau et 750 ml de boisson chaude non sucrée.

Mangez moins l'hiver que l'été

Les peuples de la Préhistoire bougeaient et mangeaient moins l'hiver. Ils se protégeaient et se reposaient. Essayez de faire de même. Adaptez ce que vous mangez aux saisons et à votre niveau d'activité. Diminuez vos apports l'hiver et ne vous affamez pas au printemps ou en été pour entrer dans votre maillot de bain.

Écartez vos téléphones et ordinateurs pendant les repas

Les repas des Néandertaliens étaient plus conviviaux et plus conscients car rien ne venait les parasiter. Faites de même en mettant de côté vos écrans. Vous mangerez en pleine conscience et serez plus rassasié et détendu.

Privilégiez les sucres lents

Les peuples préhistoriques ne raffinaient pas le sucre. Cherchez, vous aussi, des aliments de bien-être à index glycémique bas, comme la farine de caroube, l'amidon résistant, les patates douces, les noix, les amandes, les pommes de terre, le sarrasin, la courge, la betterave, la banane.

Buvez pour faire passer votre faim

Pour les Néandertaliens l'eau était aussi précieuse que la nourriture solide. Faites comme eux. Vous guérirez vos fringales par un grand verre d'eau qui active les mêmes centres de récompense du cerveau que les aliments riches en calories.

Testez le menthol préhistorique

Le menthol se retrouvait 15 000 ans avant notre ère près des tombes de la Préhistoire. On sait aujourd'hui qu'il diminue la faim. Vous aurez envie ou besoin de 30 % de calories en moins après un verre d'eau mentholée. Il pourrait aussi vous aider à diminuer l'envie de vin.

Bougez au moins six minutes par jour

Les Néandertaliens ont protégé leur cerveau en bougeant. Ne perdez pas ce privilège de bipède. Marchez et courez au moins six minutes par jour. Vous stimulerez vos émotions, vos hormones de la satiété et le facteur de croissance des neurones.

Levez-vous pour mieux penser

La station debout est un acquis majeur de l'homme. Conservez-le en vous levant au moins une fois par heure quand vous travaillez. Vous trouverez les solutions plus simples, plus concrètes et plus efficaces en étant debout. Essayez même de lire au moins une page de ce livre debout !

Faites de l'exercice

C'était la base de la vie préhistorique. L'exercice idéal : trente-cinq minutes d'activité avec cinq minutes d'échauffement, cinq minutes d'effort stimulant, vingt minutes plus tranquilles, cinq minutes de récupération en respiration profonde.

Cultivez la conscience de vous-même

La conscience de soi est une force qui vient du passé.

C'est une protection du bien-être. Notez votre degré d'attention, de vigilance et d'émotions agréables ou désagréables. Tout ce qui augmente votre conscience de vous-même augmente votre plaisir et protège votre santé.

Sortez au moins une fois par jour de votre zone de confiance

Les peuples de la Préhistoire qui ont le mieux résisté au climat et aux prédateurs avaient le goût de la nouveauté et des sensations fortes. Leurs chromosomes le prouvent. Cultivez cette tendance par une expérience différente par jour de sortie. Testez une nouvelle rencontre, une nouvelle musique, une nouvelle cuisine. Répartissez votre journée en trois tiers :

– un tiers de capitalisation où vous vivez sur vos acquis,

– un tiers de consolation pour vous rassurer et vous détendre,

– un tiers de nouveauté pour se surprendre et découvrir l'inconnu.

Peignez vos grottes de Lascaux

Cherchez ce dont vous êtes le plus fier. Peignez-le. N'hésitez pas à noter et représenter vos qualités et réussites. Votre cnfiance pourra être contagieuse.

Parlez pour ne rien dire

Le bavardage a été la première langue officielle de l'humanité. Elle a permis aux femmes et aux hommes de la Préhistoire de se connaître et de partager leurs émotions. S'ils avaient attendu d'avoir quelque chose d'important à dire pour en parler, ils n'auraient peut-être jamais commencé. Faites de même.

Assumez vos coups de déprime comme des qualités

Les déprimés ont mieux résisté. Leurs gènes se sont mieux transmis que ceux des perpétuels euphoriques. Connaître des accès de fatigue, des moments de découragement, des moments de repli sur soi-même, tout cela est une qualité. Le retrait, s'il ne dure pas trop longtemps, protège et ressource.

2. LA MÉDECINE CHINOISE DU BON SENS

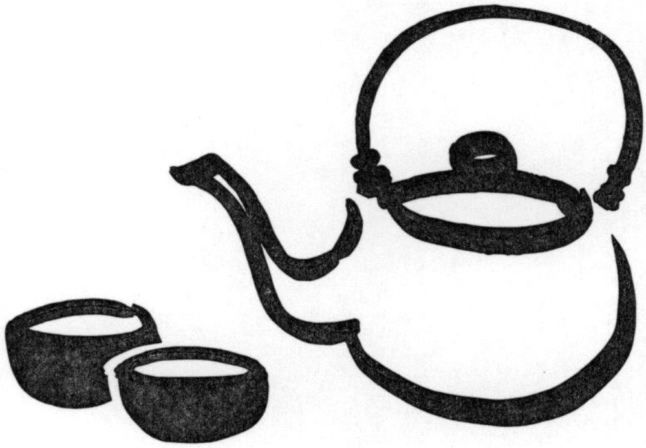

« Quand vous êtes déprimé, vous vivez dans le passé. Quand vous êtes anxieux, vous vivez dans le futur. Quand vous êtes heureux, vous vivez dans le présent. »

Lao-tseu

« Le miracle n'est pas de marcher sur l'eau, il est de marcher sur la terre verte dans le moment présent et d'apprécier la beauté et la paix qui sont disponibles maintenant. »

Thich Nhat Hanh

La Préhistoire nous a légué un mode de vie que l'on commence à connaître et quelques chromosomes. Mais la première des médecines de l'histoire dont on peut s'inspirer aujourd'hui vient de Chine. Elle a laissé des écrits qui datent de vingt-cinq siècles avant l'ère moderne. Ceux-ci défendent plusieurs principes de base qui rendent la vie plus facile et plus agréable :

La patience et la lenteur : Ce n'est pas en allant plus vite que l'on va plus loin ou que l'on est plus efficace. En médecine, vitesse et bon sens ne font pas bon ménage, sauf en cas d'urgence. Les traitements immédiats des états d'âme sont souvent des placebos ou des impostures. Le sage chinois ne claque pas dans ses doigts en attendant un miracle. Il souffle sur des braises en apparence éteintes pour les ranimer et produire un peu de lumière. Nous sommes tellement programmés pour l'efficacité à 100 % que ces idées nous inquiètent avant de nous convaincre.

La puissance du retrait et du non-agir : Dans une dispute ou un débat, celui qui attend le bon moment pour parler est mieux entendu. Le plus compétent des médecins sait accepter ses limites : il tolère de ne pas tout traiter ni de tout guérir. Les meilleurs guides ou les meilleurs penseurs n'ont pas réponse à tout. On s'éloigne plus facilement de ses angoisses le jour où l'on renonce à les faire disparaître complètement. Si l'on compare l'esprit à un jardin, mieux vaut enlever le plus gros des mauvaises herbes en douceur que de pulvériser à tort et à travers un désherbant toxique.

La recherche de l'harmonie : La médecine occidentale vise la santé par un fonctionnement du corps et de l'esprit sans gêne, symptôme ni douleur. La sagesse chinoise ambitionne l'équilibre, l'harmonie entre les différents organes, entre l'individu et sa famille ou ses amis, entre l'homme et la nature ou entre l'homme et l'univers. Celui qui prétend soigner doit être, en plus d'un scientifique, un philosophe et à l'occasion un magicien. Il a besoin de connaître la couleur des yeux, de la langue et de la peau, l'éclat du regard, d'évaluer la justesse du raisonnement de celle ou celui qui le consulte. Il étudie l'anatomie, la physiologie, la chimie du corps. En plus de la médecine, il peut se servir des étoiles ou du mouvement des marées.

Il faut faire un effort de dépaysement de l'esprit et de changement de repères pour accepter une notion de la santé ou du bon sens si éloignée de nos références. La médecine chinoise fait pourtant appel à des idées très simples. Il y a des aliments qui resynchronisent avec soi-même, des exercices du corps et de l'esprit et tout un art de vivre tourné vers la bienveillance. Ces pratiques s'articulent autour d'un principe essentiel : le sourire à l'instant présent. Une attitude de vie souriante en pleine conscience est un calmant et un euphorisant naturel. On se contente de contempler ce qui est autour de soi, sans juger, sans essayer de le changer ou de se l'approprier.

Le philosophe français Blaise Pascal avait introduit dans la pensée occidentale la culture de l'instant présent : « Nous ne nous tenons jamais au temps présent. Nous anticipons l'avenir comme trop lent à venir, comme pour hâter son cours [...] Nous errons dans les temps qui ne sont pas nôtres, et ne pensons point au seul qui nous appartient. » Blaise Pascal avait compris que le refus du présent est aussi un refus du bonheur : « Que chacun examine ses pensées, il les trouvera toutes occupées au passé et à l'avenir... Ainsi nous ne vivons jamais, mais nous espérons de vivre ; et, nous disposant toujours à être heureux, il est inévitable que nous ne le soyons jamais. »

Une pratique douce comme un abricot

Ce sourire à l'instant présent fonde une pratique médicale tout en douceur. En Chine, la médecine était comparée à une forêt d'abricotiers. Et un bon médecin y apporte la douceur du printemps. Cette « forêt d'abricotiers » fait référence à l'histoire d'un praticien chinois appelé Don Fing. Le bon docteur Don Fing soignait et guérissait ses patients sans exiger d'être payé en retour. Il leur demandait seulement d'aller planter un abricotier à côté de sa maison. En quelques années, le champ voisin de son cabinet est devenu une forêt d'abricotiers offerts un à un par ses anciens malades reconnaissants. Le Dr Don Fing ne mangeait pas les abricots de sa forêt. Il les échangeait contre des céréales qu'il donnait aux plus pauvres de ses amis ou de ses patients. Imaginez si aujourd'hui on continuait à planter des abricotiers pour remercier les bons médecins. On pourrait choisir son praticien en fonction du nombre d'arbres entourant son cabinet. Ce serait plus élégant… et sans doute plus juste que les titres scientifiques affichés dans les bureaux, les diplômes spécialisés mis en avant ou, pire, les avis donnés à la va-vite sur Internet.

De la douceur à la provocation

À l'occasion, pour faire sortir les patients de leur tristesse, les médecins chinois usaient de provocations. Nous sommes loin de l'image du Chinois impassible. Certains médecins de la Chine ont même réveillé les déprimés en les mettant en colère. Un roi étant tombé en dépression, on alla chercher un médecin célèbre de l'époque. Le maître en médecine déclara que le seul traitement possible était de « faire enrager » le roi pour contrer ses habitudes. Mais le médecin connaissait la limite de sa technique. Il savait qu'une fois la colère du souverain provoquée, il serait lui-même en danger. Tout l'entourage du roi promit au docteur de le protéger quand il aurait réussi à guérir son noble patient. Le praticien inventa donc une étonnante thérapie. Quatre fois de suite, il donna rendez-vous au roi et ne vint pas. Le roi l'attendit longtemps avant de se mettre en colère contre un médecin aussi impoli. Après ses quatre rendez-vous manqués, le médecin entra dans la chambre du roi sans le prévenir. Il n'enleva pas ses chaussures à la porte et ne respecta aucun des usages imposés par le protocole. Il se mit à genoux sur le lit royal, attrapa vivement le poignet du souverain pour lui prendre le pouls. Devant tant de provocation, ce dernier se mit à hurler de colère. Il libéra ainsi des émotions qu'il n'arrivait pas à exprimer autrement. Peu après, le roi guérit de sa dépression. Comme prévu, une fois soigné, il voulut se venger de son médecin provocateur. Et l'entourage fut incapable de protéger le médecin. Selon la légende, le roi le fit bouillir dans un chaudron pendant trois jours. Selon une autre légende, le médecin aurait résisté aux trois jours de cuisson. Il ne rendit l'âme qu'au moment où le roi ajouta un couvercle à la marmite.

Les successeurs de ce médecin ont eu plus de chance. Ils pratiquaient eux aussi la thérapie par provocation, mais sans y laisser leur vie. Ils s'installaient chez leurs patients, mangeaient, buvaient à leur table et demandaient des honoraires considérables sans prescrire de traitement. Exaspérés, les patients finissaient par se fâcher et guérissaient en répondant à la provocation par un changement de comportement ou de pensée.

Provocations chinoises au bien-être

Vous seriez étonné si votre médecin s'autorisait à vous taquiner en vous disant, à la manière d'un sage chinois : « Lorsque vous vous cognez la tête contre un pot et que cela sonne creux, ce n'est pas forcément le pot qui est vide. »
À ceux qui sont accablés par la tristesse, un sage chinois confierait : « Nulle pierre ne peut être polie sans friction. Nul homme ne peut parfaire son expérience sans épreuve. »

Le médecin qui soigne trop se ruine

La relation au soin n'est pas la même en Chine qu'en Occident. Nos meilleurs hôpitaux régulièrement en déficit ne sont financés que pour l'activité qu'ils déploient. La réussite pour un praticien occidental est d'avoir le plus de malades possible, de pratiquer le plus d'actes techniques. Cette course effrénée éloigne parfois du bon sens médical. En Chine, la bonne médecine ne produit pas du soin mais de la santé. On ne payait son praticien que quand on allait bien ; pas quand on était malade. Cette tradition est héritée de l'époque des empereurs chinois qui ne récompensaient leur médecin que s'ils restaient en bonne forme. Ceux-ci rencontraient leur souverain deux à quatre fois par an, cherchaient leurs points faibles, corrigeaient leur régime et espéraient que leur patient ne reviendrait pas les voir trop tôt. En Chine, seuls les bien portants rapportaient des honoraires. Les malades qui consultent trop souvent font perdre du temps et ne donnent pas d'argent en plus. Un médecin chinois traditionnel qui fait trop de consultations ou qui prescrit trop de médicaments se ruine. Selon la tradition chinoise, soigner la maladie quand elle est déjà là est une réponse trop tardive. La prévention et la protection de la bonne santé sont la meilleure des thérapies. Le soin n'est utile qu'en dernier recours, quand l'action sur le mode de vie et le reste de la prévention ne suffisent plus. C'est comme se mettre à fabriquer des armes après avoir déclaré la guerre, ou se mettre à creuser un puits au moment où l'on a soif.

Un optimiste qui s'inspire des arbres

On imagine volontiers le sage oriental résigné face au destin. En fait, il garde à l'esprit l'image d'une roue qui tourne. Aucune réussite n'est définitive. Aucun échec ne l'est non plus. Se représenter un cycle ou une roue le protège du découragement. Au nom du principe circulaire, à tous les moments difficiles succède l'apaisement. Les accès de tristesse alternent avec les périodes de gaieté. En regardant la nature, on trouve des raisons supplémentaires de croire aux cycles comme à la puissance de ce qui est fragile. Tout ce qui est fort a été faible à l'origine. Ce qui est dur et semble solide est en fait sur le point de mourir. La meilleure illustration vient de l'arbre. Il naît fragile, mais à ce moment, tout est possible pour lui. Puis il grandit, se renforce avec le cycle des saisons. Quand il a véritablement atteint sa taille définitive, c'est qu'il est près de la fin de sa vie.

Quelques conseils de bon sens de Lao-tseu

« Qui se hisse sur la pointe des pieds ne tient pas debout. »
« Qui met les enjambées doubles n'arrive pas à marcher. »
« Qui se donne toujours raison est sans gloire. »
« Qui se vante de ses succès est sans mérite. »
« Qui se targue de ses succès n'est pas fait pour durer. »

SIX IDÉES FAUSSES SUR LE BON SENS CHINOIS

Pour comprendre les fondements de cette très ancienne sagesse, il faut d'abord renoncer à ses préjugés, à quelques idées toutes faites sur la Chine et sa culture. Six fausses croyances nous empêchent d'apprécier le bon sens chinois et de nous en servir. La somme de connaissances produites par Anne Cheng, professeure au Collège de France, récuse ces six idées fausses. La titulaire de la chaire « Histoire intellectuelle de la Chine » fait la différence entre une caricature de sérénité *zen* et une philosophie du bon sens facile à utiliser au quotidien. Son livre *Histoire de la pensée chinoise* est indispensable tant pour s'initier à la culture chinoise que pour approfondir son savoir[1].

Une Chine sans folklore

La première idée à écarter est celle du folklore chinois. La médecine classique chinoise n'a rien à voir avec les bonzes, les arts martiaux ou les idéogrammes. Les praticiens de la médecine du bon sens ne manient pas le sabre, ils ne se promènent généralement pas en kimono au bord d'un fleuve en lisant Confucius, mais ils proposent des expériences parfaitement exportables dans une autre culture que la leur. Le bon sens chinois est moins spectaculaire mais bien plus accessible.

L'autre erreur est de penser que les sages vivent dans un bonheur *zen* absolu, un Nirvana, exempt d'émotions désagréables ou de soucis. En fait, les maîtres en santé ont les deux pieds sur terre. Comme dans les autres pays, ils ont des problèmes, subissent la jalousie de certains collègues ou sont en conflit avec les pouvoirs locaux et nationaux. Le praticien chinois ne vit pas sur un petit nuage. Hélas pour lui, tant mieux pour celles et ceux qui essaient de le suivre.

Une médecine plus physique qu'intellectuelle

La deuxième idée fausse est de penser que la culture asiatique est purement intellectuelle. Vous vous représentez peut-être le maître chinois comme un être

1. *Histoire de la pensée chinoise*, Le Seuil, 1997.

silencieux ou méditatif, ou vous l'imaginez essayant de comprendre le monde en regardant le reflet du soleil à la surface de son thé. La sagesse chinoise est beaucoup moins abstraite que vous ne le croyez ; elle ne jongle pas avec les concepts. Quand un penseur occidental cherche à savoir ce qu'est la notion de bien-être, son collègue chinois s'entraîne à aller bien au jour le jour. Le bon sens de la Chine est plutôt fondé sur l'expérience. Il faut changer l'ordre de ses priorités et lâcher la théorie pour découvrir le pouvoir des petits riens. C'est par le détail qu'on accède à l'essentiel. Regardez les spécialistes occidentaux de la bonne santé ou du bonheur batailler sur de grandes idées et vous comprendrez à quel point la sagesse chinoise est moins « intellectuelle ». Santé, résilience, mesure de la qualité de vie, du stress ou de la pénibilité ? Comment évaluer, que comprendre, comment agir ? À toutes ces questions la pensée chinoise n'a pas de réponse, pour une raison bien simple. Elle ne se les pose pas.

La pensée orientale cherche moins le pourquoi que le comment. L'essentiel se trouve dans le mouvement ou la progression. Ce mouvement s'appelle *dao* en chinois. Le *dao* signifie la route, le chemin, la méthode ou la manière de procéder. L'objectif le plus important du *dao* n'est pas de se fixer un but, mais de savoir marcher. Imaginez-vous face à un maître chinois exerçant la médecine du bon sens. Il risque d'observer la manière dont vous bougez, dont vous agissez et aussi dont vous respirez. Le souffle est pour lui une fonction de base de la santé. Ce souffle peut être l'air qui traverse les poumons ou, plus éloigné de nos références, l'influx vital qui traverse le corps et l'esprit.

Le pouvoir limité des mots

La troisième idée fausse à bannir est celle qui concerne les mots. En Occident, ils sont la base de tout. On ne s'intéresse qu'à ce qu'on nomme. Chercher le juste mot est une fin en soi. Je connais des femmes et des hommes qui passent plus de temps à décrire leurs émotions avec des mots choisis qu'à les vivre. Ils préfèrent raconter par le menu ce que leur inspire une musique, une image ou une personne plutôt que de profiter de leurs expériences. La tradition chinoise se méfie de ce que l'on raconte et de ce que l'on explique. Une définition pose des limites, elle empêche d'avancer. En suivant le bon sens oriental, non seulement vous ne définissez plus ce qui vous arrive, mais vous mesurez la faiblesse des mots quand ils essayent de caractériser votre état d'âme. Ne perdez pas de temps à vous demander dans quelle catégorie se range votre personnalité. Cherchez plutôt vos qualités et la manière dont elles vous permettent d'avancer.

La critique des mots est illustrée par la formule classique et provocante : « Un cheval blanc n'est pas un cheval. » S'ensuit un raisonnement un peu tortueux. Le mot cheval permet de nommer la forme. Le mot blanc caractérise la couleur. Le blanc n'est pas le cheval et le cheval n'est pas une couleur. Si quelqu'un cherche un cheval, un cheval noir ou jaune lui ira. S'il ne cherche qu'un cheval blanc, il ne se satisfera pas d'un jaune ou d'un noir. Le raisonnement « anti-mots » se poursuit jusqu'au vertige. Un cheval jaune ou noir répond à la proposition « il y a un cheval », et non à la proposition « il y a un cheval blanc ».

Cela prouve que le cheval blanc n'est pas un cheval. Cette histoire de cheval vise à nous convaincre que les mots sont trompeurs, qu'il ne faut pas trop leur faire confiance. La philosophe Anne Cheng clôt la discussion avec l'histoire célèbre de Ni Yue, un homme de Song. Ce sage expliquait à merveille à ses élèves ou ses amis pourquoi un cheval blanc n'est pas un cheval. Pourtant le jour où, juché sur son cheval blanc, il a voulu passer la douane, il a dû payer la taxe sur les chevaux !

La pensée sans certitude

La quatrième idée fausse à éliminer est celle d'une médecine qui aurait réponse à tout. Nous avons confiance dans les démonstrations qui ne laissent pas de doute. Le savant ou le professeur dessinant des schémas à la craie sur son tableau reste pour nous un modèle. Nous le respectons avec autant de passion que le penseur politique qui prétend connaître tous nos besoins mieux que nous-mêmes. Les explications chinoises n'ont rien à voir avec cette certitude. Elles posent plus de questions qu'elles ne donnent de réponses. Le doute accompagne toutes les suggestions des sages. Quand ils proposent une expérience de détente ou de relaxation, ils en montrent aussi les limites ou les dangers. Un aliment ou une manière de penser peut être à la fois bienfaisant ou toxique. Les pratiques même les plus anciennes sont régulièrement remises en question. Il faut continuer à tester, à réfléchir, à peser le pour ou le contre. Les promoteurs des régimes modernes que nous offre à jet continu l'actualité feraient bien de s'inspirer de cette modestie.

La médecine chinoise avance à petit pas, et elle est prête à reculer au moindre doute. L'image qui rend le mieux compte de cette démarche est celle d'un individu face à une montagne. Celui qui grimpe tout droit s'épuise face à la pente, tandis que celui qui avance à petits pas, sans se battre contre la montagne, monte presque sans s'en apercevoir. Le meilleur moment n'est pas pour lui d'atteindre le sommet mais de trouver des ruses pour contourner les arêtes les plus raides. Les médecins chinois font de la marche à petits pas un principe de vie. Ils donnent des conseils généraux et laissent à leurs patients la liberté de les appliquer à leur propre situation. Ils lèvent un coin du voile qui cache la santé et le bien-être et vous demandent d'aller chercher les trois autres coins.

Le doute fait plus progresser que la certitude. Vingt-cinq siècles avant notre époque, les penseurs chinois avaient inventé le « en même temps ». Tolérer plusieurs idées et plusieurs opinions n'est pas le signe d'une incapacité à choisir mais la marque d'une envie de continuer à tester des solutions, à innover. Aux débats et aux polémiques si chers à notre époque, vous pourriez préférer le consensus ou l'harmonie à la chinoise. Elle procède d'une synthèse construite en prenant son temps. Nous sommes trop naturellement tentés d'opposer le vide au plein, la terre au ciel, le père au fils, le *yin* au *yang*. Les sages chinois préfèrent essayer de les mettre ensemble, de rechercher des ressemblances, des complémentarités. Quitte à garder quelques doutes ou contradictions dont on pourra continuer à discuter.

Oublier le Yoda de *Star Wars*

La cinquième idée fausse tient au « Syndrome de Yoda ». Tous les fans de la *Guerre des Étoiles* comprendront de quoi il s'agit. Ils se représentent facilement le maître des Jedi qui apprend à ses disciples à garder la force avec eux. Il plisse les yeux, remue les oreilles puis se tait au moment où l'on attend le plus d'explications. N'allez surtout pas lui poser la question de trop. Vous le fâcheriez ou le feriez disparaître dans une autre planète de la galaxie. Même si ce n'est pas intellectuellement très glorieux, nous sommes nombreux à penser que le personnage de Yoda est une bonne représentation de la pensée orientale. Un maître asiatique qui se respecte doit s'exprimer par énigmes comme Yoda :

« Difficile à voir, toujours en mouvement est l'avenir. »

« Quand 9 000 ans comme moi tu auras, moins en forme tu seras. »

« À vos intuitions, vous fier il faut. »

« En toi la force tu trouveras. »

Yoda choisit des mots à double sens et des histoires impossibles à décrypter simplement. Il n'enseigne pas vraiment, il intrigue et fait douter. La réalité des textes orientaux sur la santé est différente. Le bien-être se transmet avec des mots clairs et des expériences modestes. Le plus authentique des maîtres est aussi encourageant que compréhensible. Il ne marche pas tout seul au milieu d'une forêt en attendant qu'on le suive. Il s'assoit et explique à ses disciples ses secrets de santé ou de bien-être. Le sage chinois, médecin ou maître en philosophie, reste un enseignant compréhensible sans cesser d'être par moments un élève. Il offre ses leçons à tous, sans distinction, et il considère tout homme et toute femme comme capable de s'améliorer en l'écoutant puis le suivant.

La prétendue neutralité émotionnelle

Les maîtres chinois sont volontiers représentés comme impassibles, sans sourire ni colère. S'ils sont contents, ils sourient en coin sans jamais rire à gorge déployée. Là encore, la neutralité est une caricature. Le bon sens chinois vise la joie plus encore que le bonheur. Le philosophe Confucius en fait l'objectif principal de toute existence. « Celui qui sait une chose, écrit Confucius, ne vaut pas celui qui l'aime. Celui qui l'aime ne vaut pas celui qui en fait sa joie. » La joie est partout comme une sorte de matière première de base, encore faut-il savoir l'extraire. La joie se construit à partir de l'instant présent et de l'harmonie avec ses propres valeurs. Il ne faut pas découvrir le bonheur en général, mais son propre bonheur fait d'une suite de petits bonheurs quotidiens. Et j'ajoute avec de grands moments de rigolade.

La puissance de l'eau, selon Lao-tseu

Parmi les choses du monde, il n'est point de plus mou et de plus faible que l'eau. Pour cela rien ne peut remplacer l'eau. En coulant vers le bas, l'eau enseigne la bonté et la modestie. L'eau est bénéfique pour tout, mais rivale de rien. Rien au monde n'est plus souple et plus faible que l'eau, mais pour entamer le dur et le fort, rien ne la surpasse. Sa faiblesse prime la force et sa souplesse est dureté. Elle jaillit d'une source et se manifeste sous des formes infinies. Elle se tient à la frontière entre le rien et le quelque chose, entre le « il n'y a pas » et le « il y a ». Elle illustre la force de la faiblesse. Le faible triomphe du fort et le souple du rigide. Quand l'homme vient au monde, il est souple et faible ; quand il meurt il est raide et fort.

Les leçons de sourire de Zhiangzi

L'un des sages les plus utiles pour sourire à l'instant présent est sans doute Zhiangzi. Né au IVe siècle avant notre ère, il n'avait rien d'un savant austère. Il aimait les activités plaisantes et sans doute aussi la bonne chère. Pour rester heureux, il fuyait le pouvoir. Quand des émissaires du roi sont venus lui proposer un poste dans le gouvernement du royaume, il leur a répondu par une histoire. Vous avez dans le palais une tortue magique, morte il y a trois cents ans. Le roi l'a mise dans un coffret puis l'a rangée sur un autel. Que pensez-vous de cette tortue ? Aurait-elle préféré être vénérée sur son autel ou rester vivante à traîner sa queue dans la gadoue… ? Moi je suis comme la tortue, je préfère continuer à pêcher au bord de ma rivière et vivre l'instant présent. J'ai envie de continuer à traîner ma queue dans la gadoue. Après avoir renoncé aux honneurs, Zhiangzi invite ses visiteurs ou élèves à écouter la petite musique de l'instant présent. Cette musique est modeste mais riche en émotions si on lui donne assez de temps et de silence pour s'épanouir.

Cette expérience souriante de bon sens est très bien racontée par Anne Cheng. Zhiangzi, qui ne s'interdisait pas quelques blagues, déclara un jour à son disciple que les poissons trouvaient du plaisir à sauter hors de l'eau puis à replonger dans la rivière.

— Comment savez-vous donc cela, maître ? demanda le disciple. Que connaissez-vous au plaisir des poissons ?

— Vous n'êtes pas moi, dit Zhiangzi. Comment savez-vous que j'ignore les plaisirs des poissons ?

Le disciple insista… imprudemment.

— Je ne suis pas vous, je ne sais pas ce qui est en vous, mais je sais que vous n'êtes pas un poisson et que vous ne connaissez rien à leurs plaisirs.

Zhiangzi conclut, en revenant à l'instant présent :

— Fixons-nous sur l'ici et maintenant. Vous m'avez demandé comment je savais ce qu'est le plaisir des poissons. Eh bien, je le sais en me tenant au bord de la rivière et en étant attentif à ce qui se passe. Cela suffit.

Anne Cheng nous donne un autre exemple du bon sens de Zhiangzi, inspiré par un cuisinier. Ce cuisinier appelé Ding découpe un bœuf pour le prince Winku. En quelques instants, le bœuf est débité en filets. Un voyageur passant par là s'étonne de la dextérité du cuisinier. Ding explique qu'il travaille vite et bien parce qu'il est concentré sur l'instant présent. Il suit les lignes conductrices naturelles de la carcasse du bœuf. Il ne coupe pas les ligaments et encore moins les os. Un bon cuisinier, explique Ding, change de couteau une fois par an. Un cuisinier moyen une fois par mois. Mon couteau est le même depuis dix-neuf ans et sa lame est comme neuve. Il y a une raison à cela. Je fais attention et je suis concentré. Je ne taille que dans les interstices. Quand j'arrive à une zone complexe, je me prépare. Mon regard se fixe, mes gestes ralentissent. Vous pourriez avoir l'impression que mon couteau ne bouge pas puis tout d'un coup, le nœud est tranché. La viande est débitée. La bonne action, pour un boucher ou pour un médecin, est une action concentrée, sans effort apparent, et souriante. Elle va dans le sens des choses, dans les interstices. Elle se laisse porter par le courant comme un nageur qui suit le fil de l'eau.

Enfin, Zhiangzi propose d'exercer son corps à être traversé par un souffle vital pour être en bonne santé. « Il faut, explique-t-il, souffler et respirer, expirer et inspirer, rejeter l'air usé puis en absorber du frais, s'étirer à la manière de l'ours ou de l'oiseau qui déploie ses ailes. Ces exercices augmentent la longévité, guident l'énergie et nourrissent le corps. »

Une histoire d'instant présent

Un mendiant, assis sur le bord d'un chemin depuis trente ans, demande l'aumône à un étranger.

— Je n'ai rien à vous donner, répond l'étranger, mais regardez plutôt sur quoi vous êtes assis.

— Sur rien, dit le mendiant, c'est juste une vieille caisse. Je l'utilise depuis tellement longtemps que je ne la remarque plus.

— Avez-vous regardé ce qu'il y a dedans ? demande l'étranger.

— Bien sûr que non. Pourquoi voudriez-vous que j'ouvre une vieille caisse dont je me sers depuis trente ans ?

Une fois que l'étranger s'est éloigné, le mendiant force le couvercle de sa vieille caisse. Il s'aperçoit qu'elle est pleine d'or.

La morale de cette histoire n'est pas que nous allons tous trouver de l'or dans nos tiroirs ou dans nos caisses non ouvertes, mais que nous pouvons tous trouver de la richesse dans notre attention au quotidien.

LES ALIMENTS DE L'INSTANT PRÉSENT

Le maître chinois n'a aucune gêne à aborder la manière dont fonctionne l'intestin. À l'occasion, il donne son avis sur les repas. Imagineriez-vous un philosophe occidental prescrire de bonnes recettes ? Au pays du Qi, l'encyclopédie Guanzi expliquait déjà, au IIe siècle avant notre ère, comment protéger sa santé en mangeant sainement. La table agit sur l'esprit puis maîtrise la matière. Les plus ambitieux des gourmets visent l'immortalité magique pour que leur corps s'échappe ou soit transformé en une forme céleste. Les plus proches du bon sens se contentent des produits de la nature qui font du bien.

La magie du thé à la chinoise

La manière dont on prépare et déguste son thé peut rendre la boisson magique. Le thé à la chinoise n'a d'action sur l'esprit que pris dans des verres ou des tasses bien choisies pour exalter ses vertus. Même la manière de porter le liquide à ses lèvres est codifiée. Elle suit un programme aussi ancien qu'immuable. Comme les autres rites chinois, le rituel du thé est un facteur de paix sociale et de bien-être individuel. Le rituel du thé est l'un des plus simples à mettre en pratique même quand on ne connaît pas la civilisation ou la pensée chinoise. Ce rituel est devenu universel. Il a traversé toute l'Asie, entre la Chine et le Japon. Il gagne maintenant l'Occident. À celles et ceux qui l'appliquent, il apprend à prendre son temps. Une tasse de thé apporte du bon sens, de la santé et une ouverture unique à l'instant présent.

Dès qu'on se sert une tasse de thé, qu'on attend qu'il infuse, en le regardant fumer devant soi, on change sa relation au monde. On profite du temps passé à le préparer pour ralentir son esprit. En le buvant, on se charge en outre d'antidépresseurs naturels. En Chine, cette cérémonie du thé s'appelle le *Gong Fu Cha*. Son nom rappelle l'importance de cette expérience apaisante et vivifiante. Gong Fu Cha peut se traduire par « prendre le temps du thé ». Chaque geste comme chaque ustensile a son importance pour goûter au mieux l'instant où le thé est dans votre tasse. Le thé chinois classique se prépare dans une petite théière en terre cuite. Elle retient la chaleur et développe les arômes des feuilles de thé. Selon la tradition chinoise, le récipient garde la mémoire des anciens thés qu'il a fait infuser. Les puristes réservent une théière par couleur ou par type de thé.

L'art du thé en pleine conscience est un entraînement à la détente comme à l'ouverture aux détails. On commence par laver et réchauffer la théière, un pot qui va recevoir le thé et les tasses. On remplit ensuite la théière d'eau bouillante. Regarder frémir l'eau commence à éloigner les angoisses ou toute pensée sans rapport avec le thé. Le thé infuse une première fois quand les feuilles plongent dans l'eau bouillante. En moyenne sept grammes de thé au fond d'une théière suffisent. On jette cette première eau et, juste après, il est conseillé de remplir sa théière d'une deuxième eau qui sera celle du vrai thé. Elle infuse une minute avant que l'on ne transvase le thé prêt à être bu dans un pot en retenant les feuilles avec une passoire. Il ne reste plus qu'à faire passer le thé du pot dans une tasse puis à le boire en accueillant au passage le plus grand nombre possible de sensations :

– le chaud au bout des doigts,

– l'odeur du thé quand on le verse, le boit et même l'odeur de la tasse quand le thé est fini,

– le goût du thé dont les saveurs se sont épanouies durant la préparation,

– le bruit de l'eau qui frémit encore dans la tasse.

Le manque ou l'excès de thé

Le thé est plus qu'une infusion de plantes, c'est une boisson magique pour l'esprit comme pour le corps. Il n'a pas l'arrogance du vin, l'individualisme conscient du café, ni l'innocence souriante du cacao. L'écrivain japonais Okakura Kazuko a écrit un traité resté célèbre : *Le Livre du thé*. Il y explique les préparations de thé chinoises et japonaises. Pour Okakura Kazuko, le thé est un concentré d'émotions pures. Selon ce que vous ressentez face à votre tasse de thé, vous saurez si vous êtes plutôt en « manque » ou en « excès » de thé. Le **manque de thé** décrit ceux qui ne prennent jamais le temps de se poser devant leur tasse et trouvent superflue toute cette préparation. **L'excès de thé** touche ceux qui ont trop d'émotions. Ils se préparent un thé mais n'arrivent pas à y goûter avec suffisamment de sérénité. Ils sont envahis par des pensées ou des images qui les parasitent et les empêchent de se concentrer. Selon le maître Kazuko, ces deux « maladies » du thé se traitent différemment. Le manque de thé se corrige par une attention plus grande à ses pensées et aux signaux venus de son corps (respiration, légèreté ou lourdeur des membres). L'excès de thé est une expérience connue par ceux qui commencent à vouloir trop vite se concentrer sur l'instant présent. L'excès de thé comme l'excès d'émotion est un péché de jeunesse. Il est transitoire. Avec un peu de patience, une dizaine de tasses plus tard, cet excès n'aura été qu'une étape sur le chemin de la tranquillité.

Que rajouter au thé pour vivre plus intensément l'instant présent

Les morceaux solides flottant dans le liquide produisent d'autres sensations. Le thé en pleine conscience s'enrichit avec :
- des tranches de pommes,
- des poires coupées en carrés.

Pour profiter au mieux des effets du thé, ne le sucrez pas. Si vous le trouvez trop amer, préférez une cuillère de miel à un carré de sucre.

Les antidépresseurs naturels du thé

Imaginez la scène sans sourire. Un chercheur en biologie du cerveau examine pendant toute une semaine un sage chinois qui est en train de boire du thé. Il lui pose des électrodes sur le crâne, lui prend la tension artérielle, estime son taux de sérotonine, l'hormone de la bonne humeur. L'expérience est un peu surprenante. Le résultat de la rencontre entre le chercheur et le sage asiatique l'est plus encore. Le buveur de thé éprouve avec sa boisson les mêmes effets que s'il prenait un antidépresseur, sauf qu'il est « soigné » en douceur et naturellement. Sans que l'on sache pourquoi, les adeptes du thé sont de meilleure humeur que ceux qui n'en boivent pas. Ils consomment moins d'antidépresseurs et consultent moins souvent. Est-ce l'effet du rituel ou celui de la boisson elle-même ? La question fait encore débat. En tout cas, le thé contient des molécules qui font du bien. La L-théanine présente dans le thé est un acide aminé qui protège les émotions. Son effet euphorisant apparaît dès la première gorgée.

On entre avec le thé dans un cercle vertueux entre ouverture à l'instant présent et progrès en sérénité. Objectivement, la théine augmente les capacités de fixation de l'attention. Elle est aussi un agent antistress connu depuis le premier millénaire avant l'ère actuelle. La théine calme l'axe qui déclenche le stress entre l'hypothalamus, l'hypophyse, tous deux situés dans le cerveau, et les surrénales. Le corps produit moins d'adrénaline quand il reçoit une dose régulière de théine. La théine augmente deux autres hormones clés de la bonne humeur, la **sérotonine** et la **dopamine**. Les antioxydants du thé font enfin monter le taux de GABA, une molécule cérébrale calmant naturellement les angoisses.

L'effet euphorisant du thé se poursuit bien après qu'on a fini sa tasse. Quelques heures après l'action de la théine, entrent en scène les flavonoïdes. Ces produits sont les molécules qui donnent leurs couleurs aux fleurs. Les flavonoïdes font partie de la classe des polyphénols, une famille de molécules à laquelle on découvre chaque mois de nouveaux pouvoirs. En dehors du thé, on retrouve des flavonoïdes dans l'écorce de pin et dans les pépins de raisin. Les pommes, les poires, le miel comme le vin sont aussi riches en flavonoïdes rouges. Dans le cerveau comme dans tout le corps, les flavonoïdes protègent la santé des vaisseaux en diminuant le risque d'embolie ou d'infarctus. Les neurones des buveurs de thé sont en meilleure santé, plus actifs, plus oxygénés et moins inflammatoires. Vous pouvez absorber d'autres flavonoïdes en modifiant votre manière d'assaisonner les plats. Remplacer son huile habituelle par de l'huile de pépins de raisin fait encore monter les apports en flavonoïdes.

La guerre du thé noir et du thé vert

Le thé calme les esprits mais déclenche aussi des guerres. Les tenants du thé vert et du thé noir s'opposent depuis des millénaires. Ils continuent par travaux de recherche interposés à défendre la boisson verte ou noire de leur pays, de leur région ou de leur tradition. Quand on compare objectivement thé noir et thé vert, on s'aperçoit que le thé noir est plus actif sur la bonne humeur que le thé vert. Et, concernant le thé vert, son effet antidéprime est plus marqué avec le thé en feuilles qu'avec le thé en sachet.

Les autres effets médicaux du thé sont impressionnants. Deux tasses de thé par jour diminuent de manière significative le risque d'accident vasculaire cérébral et de diabète. La prise régulière de thé sans sucre fait baisser le taux de cholestérol dans le sang et les chiffres de tension artérielle. Les expériences récentes sur le thé lui ont découvert des propriétés protectrices des vaisseaux sanguins. Toutes ces bonnes actions antioxydantes ne doivent bien sûr pas faire arrêter un traitement médicamenteux utile prescrit par un médecin. Le thé ne remplace pas la médecine classique. Mais rien n'empêche de compléter l'action du médicament avec un protecteur naturel. Le bon sens en médecine n'oppose pas les techniques classiques et traditionnelles.

La sagesse chinoise prône autant le thé que la modération. Pour éviter les effets toxiques sur le sommeil, il ne faut pas boire de thé le soir. Il ne faut pas non plus dépasser trois tasses par jour. Les médecins chinois connaissent l'importance de la dose. Un même produit peut faire du bien ou être nocif selon sa quantité. Un excès de thé énerve et peut même intoxiquer. Il est aussi déconseillé de le boire trop brûlant. S'il est trop chaud, prenez une leçon de lenteur de plus en attendant qu'il refroidisse.

La force du vide

N'imaginez pas qu'en attendant que votre thé infuse ou refroidisse vous perdez du temps. Vous vous approchez de l'essentiel en laissant vagabonder votre pensée. Vous avez autant besoin de vide que de plein dans une journée. Dans bien d'autres domaines, le vide compte plus que le plein. On façonne de l'argile pour faire une cruche. Mais c'est l'endroit vide qui est utile. On construit une maison avec des portes, des fenêtres et des murs. Mais les espaces dont on se sert et que l'on habite sont ceux qui sont vides.

Du riz pour rire

Les effets du riz comme ceux du thé ont été démontrés par des recherches médicales toutes récentes. Ces résultats nous viennent d'équipes japonaises qui ont voulu savoir comment cet aliment oriental de base contribue à la santé. Ils ont comparé le bien-être de femmes enceintes respectant un régime traditionnel à base de riz à celui d'autres femmes enceintes mangeant plus vite des plats industriels. Celles qui mangeaient du riz une ou deux fois par jour ont eu une grossesse plus souriante, avec moins de stress et moins de coups de déprime que celles qui se jetaient sur les plats préparés. On commence à comprendre comment et pourquoi le riz fait tant de bien. Il apporte des sucres lents et rassasie sans provoquer de pic d'insuline ni de malaises à distance. Les plats industriels contiennent beaucoup de bœuf, de porc, d'huile, d'œufs et d'aliments salés. Le régime chinois classique à base de riz est moins riche en excitants artificiels ou en sucres trop raffinés comme le café, le sucre, les graisses, le pain.

Le régime chinois contient peu d'acides gras saturés et beaucoup d'isoflavones. Les isoflavones sont aussi présents dans le soja qu'on prend avec le riz. Dans l'alimentation occidentale, les isoflavones se retrouvent dans les haricots verts, les pois chiches et l'arachide. Il y a quand même une limite aux isoflavones. Ils ne doivent pas être pris en grande quantité sous forme de complément alimentaire, en particulier pendant la grossesse. En outre, ils sont contre-indiqués chez les enfants de moins de trois ans.

Les aliments stressants ou calmants selon la sagesse chinoise

Aliments stressants :
L'ail, l'oignon, les épices, les œufs, la viande
Aliment stimulant :
Le gingembre.
Aliments tranquillisants :
Le riz, le soja, les légumes verts, les fruits, les céréales, les haricots, les champignons, les noisettes.

Le plaisir du chocolat

Le chocolat n'a rien de chinois. Les plus anciennes cultures de cacao ont été trouvées en Amérique du Sud, au Honduras. Les peuples mayas ont été les premiers à se servir des fèves de cacao pour fabriquer une boisson amère qu'ils relevaient avec des piments. Même si ce produit vient d'Amérique du Sud, on peut le déguster à la manière chinoise. Car un carré de chocolat se prête idéalement à une expérience de pleine conscience. Un simple morceau de chocolat fait découvrir un univers entier. Il suffit de fixer son attention sur lui. Contempler les choses, c'est aussi s'examiner soi-même. Selon la sagesse chinoise, chaque plante, chaque brin d'herbe possède en lui l'essence du monde. Le chocolat aussi, et en plus son goût nous fait craquer de plaisir.

Chocolat en pleine conscience	**Chocolat mangé rapidement**
Plus 50 % de bonne humeur	Moins 20 % de bonne humeur (honte, regrets)
75 calories suffisent	Besoin de 300 calories
Quantité pour se rassasier : 7 g	Quantité pour se rassasier : 50 g
Retour de bons souvenirs de l'enfance	Apparition de reproches et d'idées tristes

Trois cents femmes et hommes américains ont mangé du chocolat sous le regard de psychologues formés à la pleine conscience. Celles et ceux qui ont appliqué les principes de l'attention chinoise à l'instant présent en ont retiré de grands moments de plaisir et même d'euphorie. Les personnes qui n'aiment pas le chocolat peuvent le remplacer par une grappe de raisin mangée lentement.

L'expérience du chocolat en pleine conscience

Prenez votre morceau de chocolat dans votre main puis regardez sa couleur. Posez-le ensuite devant vous et pensez à sa fabrication, à ses origines. Représentez-vous celles et ceux qui ont produit les fèves de cacao, qui ont fait sécher les précieuses graines. Étonnez-vous, mettez-vous à la place d'un homme ou d'une femme qui voit du chocolat pour la première fois de sa vie. Imaginez que vous venez de débarquer d'une planète sur laquelle le chocolat n'existe pas. Regardez encore mieux votre carré, faites-le tourner dans votre main et observez la lumière jouer sur lui.

Approchez le chocolat de votre bouche et de votre nez. Concentrez-vous sur vos premières sensations. Quelle est son odeur ? Quelle est sa consistance ? Ce temps ne doit pas durer trop longtemps sinon le chocolat va vous fondre entre les doigts ! La lenteur a ses limites… Approchez le chocolat encore plus près de votre bouche et testez-en le goût avec le plus petit morceau possible. Le trouvez-vous doux ou amer ? Commencez à le mâcher lentement et laissez monter des vagues de goût et de parfum. Ne l'avalez qu'après trente secondes, le temps que toutes vos sensations aient pu arriver à votre cerveau et se transformer en émotions positives.

Continuez l'expérience avec un deuxième carré. Vous devez prendre cinq minutes pour terminer vos sept grammes de chocolat. Plus vous serez conscient de votre dégustation, moins vous aurez besoin de chocolat.

Celles et ceux qui se font plaisir en pleine conscience ne dépassent pas les deux carrés. À savoir 7 g et 75 calories. Comme avec le thé, vous allez découvrir que la concentration sur les sensations présentes n'est pas simple. Vous allez être traversé par des pensées imprévues ou incontrôlées.

– Pourquoi je n'avale pas d'un coup ce chocolat ?

– Ce n'est pas sérieux de passer autant de temps devant un carré de chocolat.

– Est-ce que je ne perds pas mon temps avec cet exercice inutile ?

Les pensées parasites sont un bon indice. Elles prouvent que vous êtes en train de changer votre manière de méditer ou d'observer votre environnement.

LA MAGIE DE LA RESPIRATION

Un club anglais a eu envie d'essayer de vivre à la chinoise pendant un mois. Ils se sont offert les services d'un formateur à la pleine conscience et ont demandé à des chercheurs, britanniques eux aussi, de les accompagner dans l'aventure. Les volontaires anglais voulaient savoir si les effets de la sagesse chinoise sur la santé et le bien-être pouvaient se mesurer. Le maître en pleine conscience ne leur a donné aucune explication théorique. Il leur a appris l'essentiel : s'entraîner à respirer différemment pour mieux profiter de l'instant présent.

Respirez en pleine conscience

Entraînez-vous à suivre le mouvement de l'air dans votre nez, votre gorge puis vos poumons. Chaque inspiration et chaque expiration deviennent volontaires, vous allez vous en rendre compte à mesure que les jours passent. Si vous sentez votre esprit partir vers une rêverie ou si vous vous détournez de l'exercice, ramenez tranquillement votre attention sur votre respiration et le mouvement de vos poumons. Initiez-vous au bon sens chinois par séquences de dix minutes cinq fois par semaine.

Les exercices de respiration ont eu des effets impressionnants. En respirant, les volontaires éloignaient d'eux les pensées ou images angoissantes. Ils éprouvaient moins de regrets (« j'aurais dû ») et moins de peurs sur l'avenir (« que va-t-il m'arriver ? »). Au bout d'un mois de respiration consciente, ils connaissaient mieux leur corps et leur esprit et étaient capables d'estimer leur degré d'éveil, de vigilance, de sommeil et de fatigue sur une échelle de zéro à dix. À la fin de l'expérience, les Anglais avaient gagné en tranquillité et en capacité à ne pas réagir sur un coup de tête. Ils ont continué à se servir de cet outil d'auto-détente.

Ensuite, les chercheurs ont repris la main pour comprendre ce qui s'était passé en eux. Ils ont mesuré leur réaction au stress en leur projetant des images angoissantes ; les volontaires ressentaient clairement moins de stress. Comme ils avaient appris à respirer, leur cœur s'accélérait moins et leur tension artérielle montait moins. Chez les étudiants, les effets ont été encore plus spectaculaires. Les étudiants respirant en pleine conscience travaillaient mieux et plus longtemps. Leurs notes comme leur sentiment de bien-être pendant les études se sont envolés. En un mois, ils étaient moins distraits et ils mémorisaient mieux leurs cours. Et le temps passé à rêvasser avait diminué.

Pour mieux comprendre cette expérience, il faut se servir des recherches d'un laboratoire israélien spécialisé dans les **endorphines** – des morphines naturelles produites par le cerveau. Les chercheurs israéliens ont démontré leur rôle avec un protocole simple mais terriblement efficace : quatorze volontaires ont plongé leur main pendant dix secondes dans une eau à deux degrés. Celles et ceux qui avaient appris à respirer en pleine conscience se sont révélés moins gênés par le froid. Ils éprouvaient moins de douleur et moins de déplaisir. La deuxième partie de l'expérience est encore plus étonnante : avant de plonger la main dans l'eau, les mêmes volontaires ont avalé une molécule qui bloque l'action des endorphines. L'effet de la respiration en pleine conscience a alors disparu. Ils étaient aussi gênés par l'eau froide que ceux qui n'avaient pas entraîné leur respiration. Tout laisse donc penser que les exercices de respiration et de pleine conscience augmentent les morphines naturelles.

D'autres laboratoires ont mesuré les paramètres de l'inflammation chez ceux pratiquant la respiration et la pleine conscience. Là encore, les résultats sont surprenants. La respiration volontaire a des vertus anti-inflammatoires. Elle fait baisser les paramètres biologiques de l'inflammation comme la C-Réactive Protéine (CRP). Après trois jours seulement d'entraînement, le taux de C-Réactive Protéine baisse, et ce pendant six mois.

Le maître en pleine conscience qui a entraîné le club anglais aurait pu apporter une autre explication. Quand on teste la respiration consciente ou volontaire, on vit une expérience inédite mais surtout bien réelle. Selon la pensée chinoise classique, aucune réflexion, aucune théorie ne pourra remplacer ce que l'on vit vraiment. On ne compte plus les paraboles ou légendes qui illustrent cette idée simple : celui ou celle qui vit une situation en sait davantage que celui ou celle qui l'étudie à distance. Toute la population d'un village chinois s'en est aperçue le jour où elle a été attaquée par un tigre. À l'annonce de l'arrivée du tigre, les villageois se sont regroupés sur la place centrale. Ils ont mis au point une stratégie pour faire fuir le tigre ou s'en protéger. Les plus vaillants voulaient se placer devant le tigre et lui faire peur avec des flammes. Les plus inquiets se demandaient comment rester chez eux tant que le tigre ne serait pas parti loin de la ville. Chacun parlait, expliquait, argumentait. Il n'y avait qu'un villageois qui restait silencieux. C'était celui qui avait déjà été vraiment attaqué par un tigre. Son visage n'avait pas la même expression que les autres. Tout le monde se croyait très savant sur les tigres. Ils avaient lu des livres ou entendu des histoires sur le comportement du tigre. Mais aucun, à part le villageois silencieux, n'en avait une vraie connaissance, une connaissance par l'expérience. Il n'y a que cette connaissance-là qui change la nature d'une personne et même son caractère. Les pensées, les raisonnements sont importants. Ils n'ont jamais autant de poids que ce que l'on traverse dans la réalité. Vous n'apprendrez pas le violon en écoutant des disques de Yehudi Menuhin ou en regardant des vidéos sur le violon. Vous devrez vous y mettre, attraper un archet, faire des fausses notes et vous corriger. Ce qui est vrai pour l'apprentissage du violon l'est aussi pour l'entraînement de la respiration, de la pleine conscience ou de la santé.

L'air dans les poumons ou les recettes de Churchill ?

Pour la médecine chinoise, la respiration contrôle les émotions. Sans même rechercher la pleine conscience, respirer fait sortir votre colère. Vous pouvez vous servir très facilement de vos poumons pour vous détendre. Dès que vous sentez monter en vous de l'angoisse ou de la colère, faites dix mouvements de respiration volontaire. En respirant, vous mettez de la distance entre vous-même et ce qui vous angoisse ou vous énerve. Vous pouvez aussi visualiser un sablier qui se vide pendant trente secondes ou encore compter de un à dix dans un sens puis dans l'autre sens, de dix à un. À chaque chiffre que vous comptez, vous faites entrer de l'air dans vos poumons le plus lentement possible.

Si cette technique ne vous suffit pas, inspirez-vous de Winston Churchill. Ce grand colérique avait appris à vivre avec son mauvais caractère. Quand il était vraiment hors de lui, il écrivait une longue lettre d'insulte. Il la cachetait et la laissait sur son bureau, sans l'envoyer. L'histoire ne dit pas s'il se concentrait sur sa respiration en écrivant, mais rien ne vous empêche de mélanger les deux exercices. Essayez la lettre de colère ou de reproche. Le lendemain, quand vous la retrouverez, vous n'aurez plus autant envie de la mettre à la boîte. Mais attention aux mails ! Il faut être sûr de laisser ses mails d'angoisse dans le dossier « brouillons ».

Pratiquer le balayage corporel

La pensée chinoise ne distingue pas l'esprit, le cœur et le corps. Elle appelle Xin le siège des pensées et des émotions. Selon la notion de Xin, l'être humain est un tout, il n'a pas de pensées en dehors de son corps, ni de corps qui ne soit pas traversé par des pensées ou des émotions. Dans son livre, Anne Cheng[1] cite les six disciplines de base de l'éducation chinoise : l'étude des rites, les bonnes habitudes de vie, la musique, le tir à l'arc, la conduite des chars, la calligraphie et l'arithmétique. Toutes font travailler autant le corps que l'esprit.

Les exercices de reconnaissance de son corps sont une base de l'éducation. Ils agissent autant sur le physique que sur les émotions. L'un des plus utilisé aujourd'hui s'appelle le jeu du drone corporel – l'image du drone permet de se représenter son corps balayé de haut en bas. L'exercice stimule le cerveau qui prend conscience de ses membres, de leur position, de leur tonus. Il détend aussi le reste du corps et permet soit de dormir soit de retrouver de l'énergie. Les femmes et hommes les plus habitués au balayage corporel se représentent une respiration intérieure, un flux

1. *Histoire de la pensée chinoise*, *op. cit.*

d'air ou d'énergie qui les traverse en suivant un cycle précis. Il va de la jambe aux orteils puis il remonte vers le ventre. Cette pratique vient d'être testée avec succès dans l'Ohio, aux États-Unis. Ses adeptes la font précéder des deux autres exercices à la chinoise : le chocolat en pleine conscience et la respiration volontaire.

Faites passer un drone au-dessus de vous

Choisissez de vous entraîner dans votre lit ou, mieux, allongé sur un tapis. Les surfaces plus dures augmentent la conscience de soi. Vous devez être tranquille pendant quelques minutes. Ressentez le contact de votre dos et de vos épaules sur le lit ou le sol. Observez la manière dont ce contact change quand vous respirez. N'essayez pas de vider votre esprit, vous n'y arriverez pas facilement. Imaginez-vous seulement un drone passant au-dessus de vous. Il commence par le bas de votre ventre. Là où passe le drone, votre sensibilité augmente. Déplacez ensuite le drone vers un de vos pieds en descendant de la jambe aux orteils. Visualisez pour finir le drone sur votre voûte plantaire.
Une autre technique consiste à balayer son corps avec le drone de haut en bas, puis de bas en haut, en visualisant successivement chaque tranche de son corps. L'expérience est à réaliser trois fois, allongé, assis et en marchant, pendant au moins cinq minutes chaque fois.
L'exercice du drone se termine par des étirements très doux des articulations des quatre membres (un à la fois), de la tête, des mâchoires, du dos, en étant conscient de la position de ses articulations.

Apprenez à prendre votre temps

L'Occident a autant peur de perdre son temps que la Chine redoute l'impatience. Les maîtres orientaux en sagesse se distinguent par leur tolérance à la lenteur mais aussi à l'immobilité. Ils peuvent tenir des heures une posture que, faute d'être entraîné, personne ne pourrait garder plus de quelques minutes. Ils s'accroupissent dans le calme, les jambes croisées. Leurs yeux regardent le bout de leur nez. Leur esprit se fixe sur une partie du corps située au-dessus du nombril. Quand ils éprouvent une sensation de chaleur, c'est que leur pratique de la lenteur commence à agir.

Exercices de lenteur pour non-initiés

Décrétez un jour de lenteur par semaine.
Ce jour-là, essayez de penser plus lentement, de marcher lentement, de parler plus lentement. Mesurez l'effet sur votre sensation de détente et votre productivité. Si vous ne tenez pas toute une journée, limitez-vous à une heure.
Utilisez un minuteur pour prendre votre temps.
Prenez deux fois plus de temps que d'habitude pour des activités simples comme prendre un repas. Chronométrez-vous pour être sûr d'aller moins vite.

Si vous êtes un esprit non préparé à la lenteur, vous pouvez commencer par une expérience simple. Vous en conclurez que l'on se trompe moins en pensant calmement.

Ces deux flèches donnent une première raison de prendre son temps. Vous allez commencer à hésiter sur les bienfaits de la vitesse.

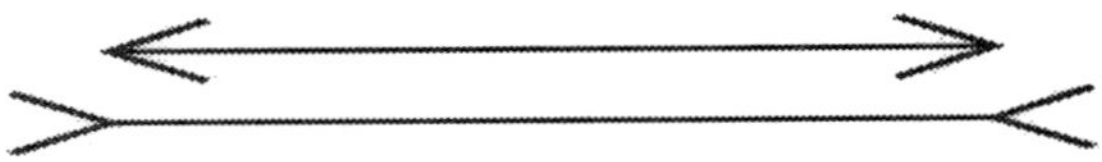

Au premier coup d'œil, vous n'avez pas de doute, la flèche du bas est la plus longue. Vous êtes prêt à le parier. Et pourtant, si vous prenez le temps de réfléchir, vous allez vous apercevoir que votre première impression vous a induit en erreur. Mesurez les deux flèches. Le résultat est formel. Elles ont toutes les deux la même longueur.

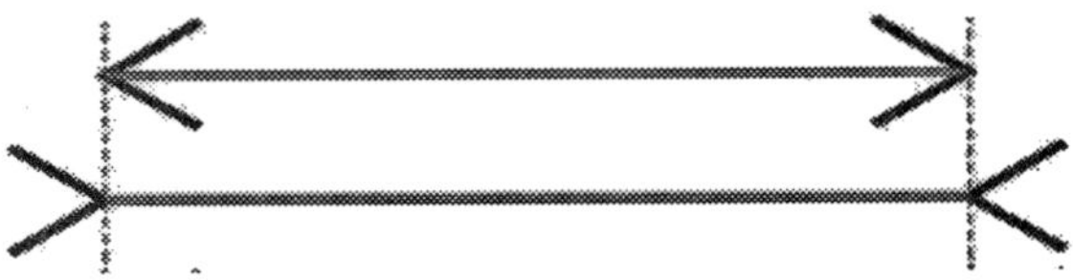

Cette expérience d'illusion d'optique a été découverte en 1889 par un médecin allemand, Franz Carl Müller-Lyer. Elle est la première étape dans la découverte de la lenteur, utile quand on analyse une situation.

Dormez grâce au Yin et au Yang

L'université du Queensland à Brisbane, en Australie, a ouvert une consultation d'un genre nouveau appelée « Yin-Yang et sommeil ». Elle a pris le pari d'enseigner à ses insomniaques les principes du Yin et du Yang pour les faire mieux dormir. Les premiers consultants australiens ont été surpris : ils sont repartis sans somnifères ni autres médicaments mais avec un guide du Yin et du Yang. Les spécialistes qu'ils avaient consultés étaient formels. S'ils comprenaient les principes du Yin et du Yang et qu'ils les mettaient en pratique, ils retrouveraient un sommeil naturel. En bons élèves, les insomniaques australiens ont lu et relu leur manuel chinois. Ils y ont appris que le Yin et le Yang ont été décrits par un médecin dans la Chine du IVe siècle. Ces deux souffles célestes alternent dans une journée ou dans une vie. Le Yang représente la lumière, le rayonnement solaire, le soleil perçant à travers les nuages. Le Yin évoque l'ombre, le soleil caché derrière les nuages. Le Yang est un principe dynamique et le Yin un principe de repos. Quand nous bougeons, que nous nous développons, que nous nous ouvrons aux autres, nous faisons exister le principe du Yang. Quand on se repose, qu'on se replie sur soi, on est Yin. Le début de la vie tient du Yang puis l'existence se stabilise sur un mode Yin de plus en plus durable.

Le couple Yin et Yang est le modèle de tous les couples d'objets ou de personnes : homme et femme, ciel et terre. L'un et l'autre sont solidaires et complémentaires. Chacun a besoin de l'autre pour exister. Le souffle chaud du Yang engendre le feu et le souffle froid du Yin domine l'eau. Les bêtes à poils et à plumes qui marchent et volent relèvent du Yang. Les bêtes à carapace et écailles qui se cachent relèvent du Yin.

Pensée en Yin et Yang	Pensée en tout ou rien
Je profite des bons moments de ma vie.	Je ne dois connaître que des moments d'euphorie.
Mes amis sont des hommes et des femmes que je peux rencontrer quand eux et moi le décidons.	Mes amis doivent être joignables en permanence sinon ils ne sont pas dignes de confiance.
Je ressens sans m'inquiéter les émotions agréables et désagréables.	Je veux des calmants ou des drogues pour être au top tout le temps.

Les insomniaques australiens ont accepté que le sommeil nocturne relève du Yin et la journée du Yang. Ce faisant, ils ont intégré l'idée fondamentale selon laquelle veille et sommeil sont deux états qui se nourrissent l'un l'autre. Avec les activités de la journée, on prépare son repos de la nuit. Une journée pleine d'expériences agréables et de moments de pleine conscience se termine avec un sommeil plus facile qu'une journée vide. Nos insomniaques australiens se sont entraînés à l'instant présent en regardant des images, des paysages ou en se concentrant sur une musique. Leur petit effort a eu des effets spectaculaires. Ils se sont mieux endormis avec des muscles détendus et un cerveau apaisé.

Les chercheurs australiens de Brisbane se sont également aperçus qu'une des meilleures aides pour dormir est l'activité soutenue pendant la journée. Selon les principes du Yin et du Yang, apprendre représente l'une des plus grandes stimulations de la dimension du Yang. L'expérience stimulant le plus le Yang du jour, et indirectement le Yin du soir, est l'étude d'une langue étrangère. Les mots nouveaux appris dans une nouvelle langue stimulent le cerveau et le préparent au sommeil. S'intéresser à l'Histoire dans la journée fait aussi du bien. Quand on mémorise une date historique ou un épisode inconnu de l'Histoire, on met en action le Yang et des zones du cerveau critiques pour s'endormir. Cette expérience de Yin et de Yang nous pousse à regarder d'un œil neuf les ouvrages de notre bibliothèque. Les plus utiles pour bien dormir sont les méthodes de langue, les livres en langue étrangère et les romans ou essais en rapport avec l'Histoire. Tous ces textes sont bien moins toxiques et peuvent être aussi efficaces que des somnifères. Ils n'assomment pas comme un médicament, ils ne produisent pas de dépendance et n'augmentent pas le risque de chute ni de démence. Le bon sens se trouve parfois plus du côté de la lecture stimulante que de celui de la chimie.

	Bons dormeurs en Yin et Yang	**Lutteurs du sommeil**
Action avant de dormir	Se rappeler les expériences d'apprentissages de la journée (rencontres, contacts avec la nature).	Attentifs aux signes annonciateurs du sommeil, aux indices d'assoupissement, à la lourdeur des paupières
Intention en se couchant	Pas d'intention spécifique sur le sommeil. Présence à l'esprit des bons moments de la journée.	Intention de s'endormir vite et efficacement. Recherche de signes faisant dire qu'on va ou pas bien dormir.

Exercices pour dormir	Exercice de l'esprit pour se souvenir des émotions positives de la journée.	Lutte contre soi. Fermeture forcée des yeux. Rigidité des membres. Recherche d'une anesthésie. Liste des reproches et manques de la journée

Le laboratoire de Brisbane en Australie est allé encore plus loin : il a analysé le sommeil d'autres espèces vivantes que les êtres humains. Les chercheurs ont confirmé qu'il est nécessaire de savoir apprendre pour dormir. Les espèces animales qui ne peuvent pas apprendre ne peuvent pas non plus s'endormir. Elles restent dans un état intermédiaire entre la veille et le sommeil aussi bien le jour que la nuit. Les éponges et les méduses, par exemple, n'ont pas de capacité d'apprentissage et pas de d'aptitude au sommeil non plus.

Exercices Yang d'apprentissage qui stimulent le Yin du sommeil

Marcher dans un lieu nouveau.
Faire une rencontre agréable.
Regarder pendant dix minutes une scène de nature avec du bleu et du vert.
Bouger ses membres en pleine conscience.
Respirer en pleine conscience.
Lire un livre en langue étrangère.
Lire un livre en rapport avec l'Histoire.

La force du non-agir

La Chine entretient une relation paradoxale aux actions violentes et en particulier à la guerre. Elle a connu des conflits interminables, des révolutions pas toujours pacifiques ou culturelles, des oppositions entre royaumes ou entre écoles de pensée. Pourtant, elle n'a jamais cessé de mettre en avant la non-violence, le retrait, la modération en paroles comme en actes. Même si la qualité de non-action, non-combat ou non-violence n'a pas toujours été mise en pratique en Chine, on peut s'inspirer au quotidien de ce qu'elle nous en dit.

Le premier combat que les sages interdisent est le combat contre soi-même, contre son caractère ou ses pensées. On peut se corriger et progresser sans se punir, se bousculer ni se mortifier. Toutes les émotions recèlent des qualités. La colère et la tristesse n'ont rien de néfaste ; il faut seulement les accepter pour qu'elles se manifestent avec mesure, sans empêcher de vivre qui que ce soit. Il est inutile d'essayer de les chasser ou de les détruire. Cela prendrait du temps et de l'énergie sans faire gagner en bien-être.

Un texte de l'Antiquité chinoise, de Lao-tseu, prône l'acceptation et le non-agir pour résister aux menaces extérieures, aux pillages, à la tyrannie, aux massacres. Il peut s'appliquer aux guerres que nous avons toujours envie de mener contre nous-même. La force finit toujours par se retourner contre elle-même. Il ne faut pas chercher pas à briller par les armes. Gagner par les armes appelle la riposte. Celui qui agit détruira sa force ou sa sérénité. Celui qui saisit perdra. L'homme sage n'agit sur rien et ne détruit rien ; comme il ne s'empare de rien, il n'a rien à perdre. La non-action absorbe la violence et l'agression. Elle guérit de la surenchère, de l'escalade sans fin. Sa victoire est plus complète qu'un écrasement de l'agresseur. Elle va encore plus loin : elle rend inutile l'agression. Selon Lao-tseu : « Le plus grand conquérant est celui qui sait vaincre sans bataille. »

Une autre illustration du non-agir vient de la terre et de la nature. Si la terre dure depuis aussi longtemps, c'est qu'elle ne lutte pas contre elle-même... à la différence des humains qui la peuplent. Elle est en position de retrait ou de lâcher-prise. Lao-tseu n'aime pas plus les vraies guerres que les disputes en paroles. Moins on prononce de mots agressifs, mieux on va. Celui qui sait ne parle pas, celui qui parle ne sait pas. Le silence représente le sommet de la non-action et de la victoire par absence de combat. Garde la bouche fermée émousse tout tranchant, dénoue tous les nœuds, atteint la suprême faculté.

Pour Anne Cheng, ce non-faire ne signifie pas ne rien faire. Non-agir ou accepter revient seulement à s'abstenir de toute action agressive, dirigée, intentionnelle, interventionniste. Le sage, comme le médecin de bon sens, aide à vivre selon sa nature, sans intervention brutale. Il donne la vie puis la protège sans se l'approprier. Cette technique de désarmement de l'adversaire ne s'applique pas qu'à la médecine du bon sens. Elle a aussi inspiré le judo encore appelé la voie du souple.

Vous pouvez adopter une véritable stratégie de santé en vous inspirant du philosophe Sun Zi. Ce que Sun Zi dit de la guerre s'applique aussi à la médecine. L'armée victorieuse ou la bonne médecine doit prendre modèle sur l'eau. Elle évite les hauteurs pour couler vers le bas. Elle contourne les points forts de l'ennemi pour s'attaquer aux points faibles. Comme l'eau qui chemine en suivant la structure du terrain, les troupes victorieuses se glissent dans les zones de faiblesse. L'autre leçon à garder de Sun Zi est la souplesse. Il n'existe pas face aux aléas de la vie une technique utile à chaque fois. Adaptez-vous aux circonstances toujours différentes, conseillait Sun Zi, et surtout tenez les menaces à distance.

Les techniques les plus récentes de psychologie ont cherché la manière la plus simple d'appliquer le non-agir stratégique de Sun Zi. Elles viennent de trouver l'image de la vague pour rendre palpable les bienfaits du non-agir. Ce qui fâche, énerve, dépasse finit par retomber aussi sûrement que le ressac. Quand l'envie d'action toxique est trop forte, vous pouvez vous représenter l'image d'une vague, qui calme autant la colère et la rancœur qu'une cigarette ou de l'alcool. Pour accepter ce qui vous déplaît, vous avez aussi besoin d'une image de vague. Ce n'est qu'un petit moment à passer, et respirer en pleine conscience aide.

Les penseurs chinois donnent un autre sens à l'image de la vague, tout aussi encourageant. Quand on est au creux de la vague, la seule chance de ne pas se noyer est de se laisser porter par l'eau. Et pourquoi pas se dire, comme celles et ceux qui ne se laissent pas accabler par le mauvais temps : « Après tout, la meilleure chose à faire quand il pleut, c'est de laisser tomber la pluie. »

Le psychologue américain Marshall Rosenberg avait trouvé une application utile pour la santé à la technique du non-agir. Cette dernière permet d'exprimer une dimension de notre personnalité dont on ne se sert pas assez et qui pourtant fait du bien : la bienveillance naturelle. Celles et ceux qui font confiance à leur bienveillance naturelle, qui l'expriment ou la cultivent, sont en meilleure santé. Ils ont davantage d'amis, moins de stress ou d'adrénaline et parfois plus d'argent. Le secret de la bienveillance naturelle est la communication non violente. Cette forme de communication peut devenir un nouveau mode de vie à la condition que vous pratiquiez quelques exercices pour la développer :

– Observez sans juger, sans évaluer en bien ou en mal votre interlocuteur.

– Exprimez clairement vos sentiments et vos opinions, sans trop de périphrases ni de sous-entendus.

– Sachez ce dont vous avez vraiment besoin, au travail, en famille, en amitié, et osez le dire.

– Apprenez à demander sans violence une attention, un temps d'explication ou d'échange.

Tout accepter sauf les avis pessimistes

Selon Lao-tseu, acceptez les soucis mais refusez les mauvaises prédictions.
Si les devins et les astrologues de l'armée ou d'ailleurs ont prédit le bonheur, tenez-vous-en à leur décision.
S'ils parlent avec obscurité, interprétez en bien ce qu'ils disent.
S'ils hésitent ou s'ils ne disent pas des choses avantageuses, ne les écoutez pas. Faites-les taire.

Vous pourriez agir de la même manière avec vos amis ou vos collègues.

L'exemple du chauffeur d'autobus

Il y a dans chaque chauffeur de bus un sage et un maître en bon sens qui s'ignore. En l'observant, on apprend tout à la fois la patience, la lenteur, la tolérance et la puissance du non-agir. Le calme des chauffeurs d'autobus est un modèle d'acceptation dont il est utile de s'inspirer. Représentez-vous à l'avant d'un bus que vous conduisez en ville ou à la campagne. À chaque arrêt des passagers montent ou descendent. Vous continuez de conduire votre bus quoi qu'il arrive. Vos passagers peuvent être sympathiques ou antipathiques, bruyants ou calmes, souriants ou moroses. Vous savez qu'ils sont là, installés dans votre bus, mais vous ne lâchez pas votre volant. Quoi qu'il se passe dans le bus, vous en restez le conducteur. Il peut être bondé ou vide, plein de rires ou de gens énervés, vous ne changerez rien à votre comportement. Vous gardez le cap et la bonne vitesse sans vous laisser impressionner par celles et ceux qui se pressent à l'arrière.

Le bus représente l'esprit, le chauffeur de bus, c'est chacun de nous. Quand on commence à considérer ses émotions positives ou négatives comme les simples passagers d'un bus que l'on conduit, on se sent soudain plus léger. On accepte l'idée que l'on ne contrôle pas toutes ses émotions. Pas plus que le chauffeur de bus n'agit sur ses passagers. La tâche principale est de continuer à avancer. C'est quand on est le plus concentré sur sa conduite que l'on ressent un maximum de tranquillité. Le secret est de ne pas vouloir tout gérer. Mieux vaut s'entraîner à supporter ce que l'on ne contrôle pas.

Remplacez l'effet *velcro* par l'effet *téflon*

Ces deux objets de tous les jours représentent deux relations au monde différentes, l'une angoissante et l'autre pleine de bon sens. Prenez une bande de velcro. Elle accroche tout ce qui se trouve sur son passage. Ensuite, regardez des aliments glisser sur une poêle en téflon. La sagesse chinoise s'inspire bien plus du téflon. Spontanément, notre cerveau travaille en velcro sur les émotions négatives, les regrets, les coups de tristesse. Il s'y accroche et se bloque.
Protégez-le avec l'effet téflon. Certains s'aident en allant jusqu'à visualiser des œufs au plat en train de glisser sur la poêle.

REMPLACER LES OBJECTIFS PAR DES VALEURS

L'une des applications les plus spectaculaires de la sagesse chinoise à la médecine du bon sens consiste à remplacer les objectifs par des valeurs. Ce simple changement fait énormément de bien. L'objectif est votre mauvais génie. Il fait oublier l'instant présent. L'objectif lance des défis et impose des efforts. Quand les entreprises veulent progresser, elles se fixent des objectifs ambitieux. Souvent ces objectifs sont inutiles. Ils n'augmentent pas l'activité, pire, ils font flamber le stress des salariés. C'est vrai aussi dans la vie personnelle, en famille, pour le sport ou toute autre activité. Dès qu'on se fixe un objectif, on crée le risque de ne pas l'atteindre et on est sûr de faire monter sa pression.

La valeur a l'effet inverse : elle est bénéfique et protectrice. Revenir à ses valeurs fait avancer sans augmenter le stress. Les valeurs sont le reflet des désirs les plus profonds, personnels ou collectifs. Ils donnent du sens à la vie sans mettre trop de pression. À coups d'objectif, on anticipe trop et on ne vit pas assez. Les objectifs (je dois réussir ma vie, je dois être populaire, je dois être riche) risquent de faire négliger l'ici et maintenant. Remplacer ses objectifs par des valeurs ramène à l'essentiel. Plutôt que de se demander ce que l'on a fait, ce que l'on doit faire, ce que l'on a réussi ou raté, on cherche puis on exclut ses principales valeurs. En vous posant des questions simples, il est facile de repérer ce que sont vos valeurs :

– Quelles sont les personnes qui donnent du sens à ma vie ?

– Qu'est-ce qui est le plus important pour moi ?

– Quelle est la personne que je veux vraiment devenir ?

– Quelles sont les principales forces de mon esprit ?

Prenez l'exemple d'un voyage. Les objectifs, ce sont tous les paysages qu'il nous faut voir, les monuments à visiter, les personnes à rencontrer. Avant de partir nous ne sommes pas sûrs de les remplir tous. Au retour, c'est encore pire… Surtout si quelques amis gentiment malveillants vous demandent quel temps vous avez eu et si vous avez vraiment profité de tout ce qu'il ne fallait pas manquer.

Les valeurs, c'est la destination que l'on s'est choisie. Si nous voyageons en cherchant surtout des valeurs, l'angoisse et la tension s'évaporent. Plus de visites obligatoires, de programme obligé. Albert Camus visitait les villes sans aucun objectif. Il prenait plaisir à ne rien accomplir de vraiment utile. Ce faisant, il s'imprégnait de l'essentiel : « Tout pays où je ne m'ennuie pas est un pays qui ne m'apprend rien », écrivait-il à son retour. Imaginez que vous vous demandiez pour vos prochaines vacances quelles valeurs vous recherchez, dans quel endroit vous allez prendre le temps de vous ennuyer en toute volupté.

Valeurs (utile et motivant)	**Objectifs (stressant)**
Avoir une vie amicale et amoureuse riche	Rencontrer un homme ou une femme idéal(e)
Manger sainement	Perdre trois kilos en une semaine
Entretenir mon corps	Faire une heure de sport tous les jours

Une recherche récente à base de calcul mental vient de donner raison aux sages chinois qui préfèrent les valeurs aux objectifs. Des psychologues et des économistes allemands se sont aperçus que moins l'on se fixe d'objectifs et plus on est heureux. Ils ont démontré leur hypothèse en posant à des volontaires des exercices de calcul mental. Avant de répondre, les volontaires devaient estimer le nombre de bonnes réponses à obtenir pour considérer l'épreuve comme réussie. Les femmes et hommes déprimés se mettaient plus de pression. Ils exigeaient d'eux un plus grand nombre de réussites pour être satisfaits. Plus l'épreuve était difficile, plus les déprimés avaient de fortes exigences. L'excès d'objectifs est souvent un indice de déprime. Ceux qui vont bien ont moins d'exigences. Il suffit parfois de rééquilibrer objectifs et valeurs pour retrouver de la sérénité.

N'hésitez pas à calculer votre attente d'objectifs réussis pour mesurer votre degré de bien-être.

100 % expose à la déception et au sentiment d'échec.

70-50 % est la bonne mesure.

Moins de 50 % traduit un manque de confiance en vous et une perte d'estime de soi.

Le cercle vicieux des objectifs

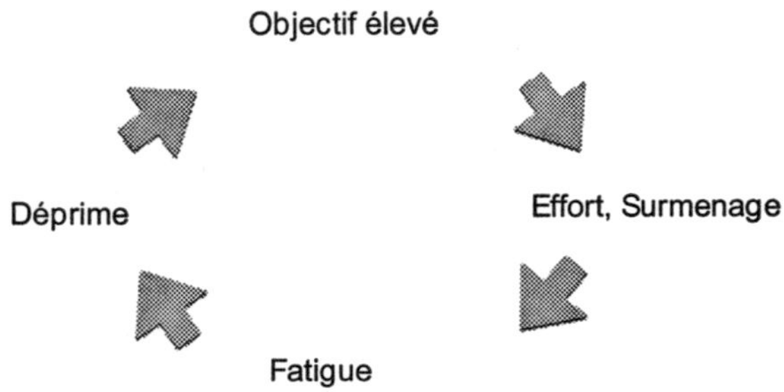

Réduisez votre stress avec une musique de l'instant présent

En plus des programmes d'entraînement à l'instant présent, servez-vous de la musique. Elle diminue l'adrénaline et ralentit le cœur. Les derniers morceaux dont on a découvert l'action sur le stress sont :
Le deuxième mouvement de la *Sonate pathétique* de Ludwig Van Beethoven
La Ronde des princesses, extraite de *L'Oiseau de feu* d'Igor Stravinsky
Le *Canon* de Pachelbel (version flûte ou piano).
Dix minutes de ces musiques vont ralentir votre respiration, votre pensée et vos émotions. Chaque note inspire de la détente.
Ces musiques n'ont pas été choisies par hasard. Passant de la lenteur à l'allegro, de l'exaltation à la mélancolie, elles produisent toute une palette d'émotions. Ainsi, ces musiques nous aident à développer une tolérance aux différents états d'âme. Comparez les émotions

que vous ressentez dans une journée à une mélodie. Vous avez besoin de notes différentes, de tempos variables, de silence… C'est pareil avec les moments de votre journée, où alternent sourires et soucis. Vous écoutez bien toutes les notes d'une partition, alors pourquoi ne pas accepter toutes les émotions ? Profitez de leurs différences et de leur contraste. Elles s'équilibrent entre les aigus et les graves, les moments tristes et agréables.

Passer du mode « faire » au mode « être »

Cette dernière pratique fait entrer dans la vie moderne un peu de sagesse venue de la Chine.

Le mode « faire » est notre lot quotidien. Il est dirigé vers un objectif. Nous mesurons la distance entre l'endroit où nous sommes et l'endroit où nous voulons aller. Dès que nous avons atteint un premier but, le mode « faire » impose un autre défi. En mode « faire », nous devons évaluer nos sentiments et nos actions.

Avec le mode « être », détendez-vous :

– Arrêtez et débarrassez-vous des reproches et commentaires que vous vous faites.

– Regardez vos pensées aller et venir comme les nuages dans le ciel.

– Cessez de vouloir changer la vie, la vôtre ou celle des autres, sous prétexte qu'elle n'est pas assez réussie.

– Commencez à vivre ici et maintenant dans l'instant présent.

La médecine du bon sens à la chinoise

Investir l'instant présent
↓
Arrêter de lutter contre les soucis
et les émotions négatives
↓
Ralentir et lâcher prise
↓
Retrouver l'équilibre → (corps esprit,
→ (hémisphère gauche – (hémisphère droit,
→ (raison – sentiments

Les réponses de Confucius sur l'être et le faire

Comment travailler sans fatigue ?
Choisis un travail que tu aimes et tu n'auras pas à travailler un seul jour de ta vie.
Suis-je programmé pour le bonheur ou le malheur ?
La nature fait les hommes semblables, la vie les rend différents.
Comment résoudre les grandes questions de ma vie ?
Je ne cherche pas à connaître les réponses, je cherche à comprendre les questions.
Qu'est-ce que la santé ?
Notre plus grande gloire n'est pas de tomber, mais de savoir nous relever chaque fois que nous tombons.
Qu'est-ce qu'une vie réussie ?
Ne vous souciez pas de n'être pas remarqué ; cherchez plutôt à faire quelque chose de remarquable.

Se taire et penser à deux

Cette nouvelle technique de méditation s'appelle le duo contemplatif. Deux partenaires se font face, assis confortablement. Ils restent silencieux cinq à dix minutes puis ils commencent à se raconter leurs pensées et leurs sensations. Il est plus facile de partager avec un partenaire ce que l'on ressent que de réfléchir seul. Il y a dans ce tête-à-tête un défi et une complicité que ne permet pas la méditation solitaire. Deux talmudistes, le rabbi Mendel et le rabbi Eleazar, pratiquaient sans le savoir la méditation silencieuse. Quand ils se rencontraient, ils s'asseyaient l'un en face de l'autre puis se taisaient pendant une heure. Ils exigeaient qu'on les laisse seuls et tranquilles pendant cette heure de partage. À la fin, ils laissaient entrer leurs disciples ou leurs amis en leur disant : « Nous avons fini. »

LE BONHEUR CHINOIS AUJOURD'HUI ?

La Révolution culturelle de 1966 à 1976 s'est profondément attaquée aux références historiques de la pensée chinoise. Le Parti communiste chinois se voulait plus marxiste que nourri par sa culture nationale. La suite de la modernisation s'est faite par une occidentalisation à marche forcée. Nul n'est prophète en son pays et la sagesse chinoise ne semble plus être une priorité de la Chine actuelle. Anne Cheng se demande – et elle a bien raison – ce qu'il va rester de la pensée chinoise dans cette Chine qui court surtout après la richesse et la croissance.

Alors que la sagesse chinoise antique inspire de nombreuses pratiques hors de la Chine, les Chinois s'investissent avec passion dans des techniques les plus modernes possible d'accès à la santé et au bonheur. Ils se forment davantage à la neurobiologie qu'à la cérémonie du thé. Ils élèvent des singes transgéniques pour tester sur eux des modèles animaux de maladies de l'esprit. Ils évaluent des médicaments antidéprime sur un très grand nombre de patients. Il faut dire que les maladies de l'esprit deviennent un sujet de plus en plus préoccupant en Chine. Selon les statistiques récentes, sur 1,3 milliard de Chinois, plus de 250 millions sont atteints de ces maladies. En 2017, un milliardaire chinois, Chen Tian Kiao, a offert un milliard de dollars à la recherche chinoise pour mieux connaître la biologie de la bonne humeur.

En dehors de la question du bonheur, les Chinois voient apparaître de nouvelles questions de santé. Leurs deux principaux sujets d'inquiétude sont les effets de la pollution dans les villes surpeuplées et la surutilisation des antibiotiques. Plus de 60 % de l'énergie chinoise vient du charbon, et la Chine est le plus gros émetteur de dioxyde de carbone au monde. Depuis 2016, la santé a été décrétée priorité nationale suite à l'approbation par le comité central du programme « Pour une Chine en bonne santé à l'horizon 2030 ».

Parallèlement à son développement économique, la Chine assiste à une augmentation de l'obésité et du surpoids. La fréquence du diabète, des maladies du cœur et du cancer a été multipliée par neuf en une génération. Il serait sans doute temps que les Chinois redécouvrent l'importance de la vie saine défendue par leurs ancêtres.

ESTIMEZ VOTRE PLAISIR DE L'INSTANT PRÉSENT

Ces questions s'inspirent d'une échelle de pleine conscience, la *Mindfulness Awareness Attention Scale*. Répondez par oui ou non à chaque proposition :

1. Quand j'éprouve une émotion, j'en prends conscience en quelques secondes.
2. J'arrive à rester concentré sur ce qui se passe dans le présent.
3. Je peux marcher lentement en prêtant attention à ce qui se passe sur mon trajet.
4. Je remarque mes sensations de tension physique ou d'inconfort.
5. Je me souviens du nom des personnes dès que je les entends une fois.
6. Je suis capable de faire les choses lentement en y prêtant attention.
7. Quand on me parle, j'écoute avec attention (et non d'une oreille en faisant autre chose).
8. Je m'intéresse davantage au présent qu'au passé ou à l'avenir.
9. Je mange en me concentrant sur ce que je suis en train de manger.
10. Même quand j'ai un but dans la vie, je fais attention aux étapes pour y arriver.

Si vous avez plus de cinq réponses positives, vous vivez l'instant présent. En dessous de cinq réponses positives, les exercices d'instant présent de ce chapitre méritent d'être mis en pratique. Enfin, si vous avez neuf ou dix réponses positives, la *mindfulness* et la pleine conscience n'ont plus de secret pour vous.

Les accessoires du bonheur chinois

Une tasse de thé
Pour la boire lentement, en pleine conscience et commencer à méditer.

Un grain de raisin ou un carré de chocolat
Pour un autre exercice de vie en pleine conscience de l'instant présent.

Une liste de valeurs pour remplacer ses objectifs
Parce que les objectifs sont difficiles à atteindre et que les valeurs nourrissent.

Une pièce silencieuse pour écouter ses pensées
En apprenant à construire un dialogue intérieur optimiste.

Un calendrier mural
Pour choisir un jour par semaine de lenteur.

Un tapis bien ferme
Pour s'y allonger, respirer et faire voler un drone au-dessus de soi.

EXERCICES CHINOIS D'INSTANT PRÉSENT

Se préparer une tasse de thé noir

Apprenez à faire bouillir l'eau à la bonne température, à choisir les feuilles puis à verser le thé dans des récipients adaptés. Le rituel de préparation du thé vous ralentit, vous aide à vous concentrer sur l'instant présent. Il vous reconnecte à la sagesse chinoise autant qu'à l'essentiel de votre vie.

Mettez des fruits dans votre thé

Vous serez encore plus concentré sur votre tasse. Les fruits vous apporteront, en plus du thé, d'autres molécules de la bonne humeur et de la détente. Choisissez entre des carrés de poire ou des tranches de pomme.

Un bol de riz par jour

Vous respectez le régime chinois de toujours. Le riz vous apporte des sucres lents, du calme et des isoflavones. Le riz calmera aussi bien les angoisses que les fringales. Si vous devenez un ou une adepte du riz, vous pourrez même acquérir un cuiseur de riz.

Un carré de chocolat en pleine conscience

Vous mangerez moins de chocolat pour plus d'effet. Regardez-le, goûtez-le. Entraînez-vous à la contemplation de l'instant présent juste avant un moment de petit plaisir sucré.

Diminuez les excitants alimentaires

La nutrition chinoise identifie les aliments calmants et ceux qui augmentent la tension. Parmi les excitants à diminuer se retrouvent les plats cuisinés, la viande, les œufs, le café, le sucre et les graisses.

Respirez en pleine conscience

La respiration est une arme majeure de la médecine chinoise. Inspirez puis expirez dix fois en pleine conscience, et protégez-vous de la colère comme du stress. Vos endorphines augmentent quand vous respirez, elles vous rendent moins sensible à la douleur. À l'ultime stade de la pleine conscience, vous sentez un influx vital traverser votre corps.

Visualisez un drone passant au-dessus de vous

L'avion imaginaire vous permet de prendre conscience de votre corps de haut en bas, puis de bas en haut. Vous allez ressentir du chaud ou une sensation de détente du corps comme de l'esprit.

Minutez votre repas pour le ralentir

Utilisez votre minuteur à contre-emploi. Servez-vous-en pour passer deux fois plus de temps que d'habitude à table, ou pour accomplir dans une lenteur consciente tout autre geste quotidien.

Lisez un livre en langue étrangère pour mieux dormir

Selon les principes du Yin et du Yang, ce qui stimule dans la journée est bon pour le sommeil. Les livres en langue étrangère sont un apprentissage et une stimulation du cerveau qui aide particulièrement bien à dormir.

Représentez-vous une vague pour faire retomber votre colère

Les sages chinois observaient les montagnes, les fleuves, la mer et ses vagues. Comme vous êtes conscient de votre colère qui monte comme une vague, vous savez qu'elle va retomber comme toutes les autres vagues en moins de dix à quinze minutes. L'image de la vague vous fait aussi résister à l'envie de cigarette ou d'alcool.

Jouez au chauffeur de bus

Le chauffeur de bus est un sage oriental qui s'ignore. Faites comme lui. Traitez vos pensées comme des voyageurs à l'arrière de votre bus. Quels qu'ils soient, quoi qu'ils fassent, ne vous laissez pas distraire. En conduisant votre bus, vous faites l'expérience des bienfaits du non-agir

Pratiquez le non-agir

Retenez-vous de parler. Exprimez-vous par votre silence avec une retenue pleine de sagesse. Vous ressentirez moins de tension et deviendrez le centre de l'attention quand vous donnerez votre avis. Il sera plus précieux que si vous l'aviez défendu en parlant fort et vite.

Remplacez vos objectifs par des valeurs

L'objectif c'est la pression, le stress, les « je devrais » ou « j'aurais dû ». Les objectifs vous imposent des ultimatums. Cherchez plutôt vos valeurs, ce qui vous plaît vraiment, ce qui compte le plus pour vous et donne du sens à votre vie.

Écoutez la *Sonate Pathétique* de Ludwig Van Beethoven à la chinoise

Cette musique a été testée pour son pouvoir de concentration sur l'instant présent. Pendant dix minutes, écoutez le piano de Beethoven en vous inspirant des sages chinois, détendu(e), sans distraction. Vous ferez baisser votre adrénaline et ralentirez votre cœur.

3. LA MÉDECINE DU BON SENS D'HIPPOCRATE : LES BONS ALIMENTS ET LES BONNES HABITUDES

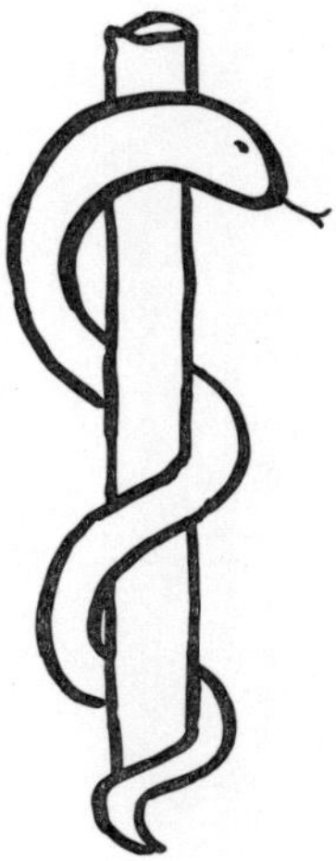

« La force qui est en chacun de nous est notre plus grand médecin. »

« Que ton aliment soit ta seule médecine. »

« Quand quelqu'un désire la santé, il faut d'abord lui demander s'il est prêt à supprimer les causes de sa maladie. Alors seulement, il est possible de l'aider. »

Hippocrate

Avant de recevoir leur diplôme, les étudiants en médecine doivent à Hippocrate un grand moment de fierté. Devant leurs parents, leurs amis et leur jury de thèse ils lèvent la main et prêtent le serment d'Hippocrate. Ce rituel d'initiation marque leur entrée dans le cœur de la médecine. Quelques jours plus tard, ils connaîtront les plaisirs ou les coups durs de leur métier. Le serment les engage à respecter l'éthique, le secret médical et à soigner les pauvres sans leur demander d'argent. « Au moment d'être admis à exercer la médecine, je promets et je jure d'être fidèle aux lois de l'honneur et de la probité. Mon premier souci sera de rétablir, de préserver et de promouvoir la santé dans tous ses éléments physiques et mentaux, individuels et sociaux… Que les hommes et mes confrères m'accordent leur estime si je suis fidèle à mes promesses. Que je sois déshonoré et méprisé si j'y manque. »

Même s'ils se souviennent longtemps de ce moment, les étudiants ne connaissent pas grand-chose des secrets de la vie ni des théories d'Hippocrate. Ils sont loin de s'imaginer que le père de la médecine moderne était à la fois le descendant d'une divinité grecque, un des premiers vrais esprits scientifiques de l'Histoire et un maître de bon sens. On ne peut comprendre Hippocrate qu'en reconnaissant en lui des qualités en apparence contradictoires : l'intuition, l'esprit d'observation et la confiance en un pouvoir d'auto-guérison ou une santé naturelle à défendre.

La naissance mystérieuse d'Hippocrate

Une atmosphère de légende entoure la naissance d'Hippocrate. Son histoire commence comme un récit mythique de l'Antiquité avec de bons génies qui se penchent sur son berceau. C'était écrit, Hippocrate allait posséder des pouvoirs uniques de guérison et d'intelligence. Né en 460 avant notre ère, Hippocrate va devenir le membre le plus célèbre de la famille des Asclépiades. Il faut dire que cette famille était déjà exceptionnelle auparavant. Tous ses enfants sont des descendants d'Asclépios, la divinité grecque de la médecine. D'après la légende grecque, dix-sept ou dix-huit générations séparent Hippocrate de l'ancêtre Asclépios. Et toutes ont exercé la médecine. Les parents, grands-parents et arrière-grands-parents d'Hippocrate étaient médecins. Les enfants d'Hippocrate sont eux aussi devenus médecins.

Un voyageur qui voudrait retrouver la ville natale d'Hippocrate devrait débarquer sur la petite île grecque de Cos. Là tout rappelle Asclépios et Hippocrate. Il y a à Cos une statue de l'un comme de l'autre. Et il est possible de visiter des bassins qu'aurait utilisés Hippocrate pour soigner ses patients. Le plus grand trésor de la ville demeure l'arbre magique d'Hippocrate sous lequel il enseignait. Ce platane qui n'a jamais vraiment connu Hippocrate est au moins impressionnant par ses douze mètres de large. Il est présenté comme le plus gros arbre d'Europe.

Malgré tous les efforts de l'île de Cos pour entretenir le souvenir du père de la médecine, il est probable qu'Hippocrate n'ait pas vécu dans la Cos actuelle. Selon Jacques Jouanna, auteur de nombreux ouvrages sur la vie et la pensée d'Hippocrate, la vraie Cos d'Hippocrate est une rade protégée située à distance de la Cos actuelle – le Club Méditerranée y a installé un hôtel et des paillotes.

Dès sa disparition, Hippocrate est devenu un héros guérisseur dont on honore encore le souvenir. Les abeilles qui butinent autour de sa tombe produisent un miel aux effets miraculeux – on soignait les ulcères de la bouche des enfants avec ce miel. Même la fille d'Hippocrate a inspiré une légende. Elle se serait transformée en un dragon qui hanterait un château près de Cos en attendant qu'un chevalier la délivre de son sortilège par un baiser.

HIPPOCRATE, PÈRE DE LA MÉDECINE… DU BON SENS

Au-delà des mythes et des vrais ou faux platanes, c'est avec Hippocrate que la médecine du bon sens voit vraiment le jour. Elle pose quatre principes de santé qui n'ont jamais été démentis jusqu'à aujourd'hui. Nous en avons toujours autant besoin qu'à son époque. Ceux-ci ont fait passer la médecine du monde de la superstition à celui d'une science aussi exacte que possible.

On se guérit et on se protège en attaquant les vraies causes de son mal

Le philosophe Platon avait bien compris qu'avec Hippocrate quelque chose était en train de changer dans la santé. On ne rêvait plus, on raisonnait en analysant les paroles ou les symptômes et on en tirait des conclusions raisonnables. Le médecin de Cos ne croyait pas aux oracles ni aux messages des astres. Il était passé du côté de la connaissance. Avec Hippocrate, la santé n'était plus une religion, mais devenait une science qui démontrait ce qu'elle propose. Dans un de ses livres les plus célèbres, *De la maladie sacrée*, le médecin grec s'oppose aux fausses conceptions encore en vogue à son époque. Le cœur n'est plus pour Hippocrate l'endroit magique d'où sortent les amours ou toutes les autres émotions. On pourra continuer à dire « tu me fends le cœur », mais il faudra chercher ailleurs l'origine des pensées, de la bonne et de la mauvaise humeur. Hippocrate annonce une révolution plus radicale encore : les maladies sacrées ne le sont plus dès lors que la science s'en mêle. La tristesse ne s'abat pas sur le monde ou sur quelqu'un par la seule volonté d'une divinité courroucée. Elle vient aussi de nous, de l'état de nos organes et de notre mode de vie. On la calme en acceptant de « prendre des bains chauds, de dormir mollement, de s'enivrer une ou deux fois par semaine mais non de façon excessive et de se livrer au coït quand l'occasion s'en présente ». Il faut, toujours selon Hippocrate, aller le plus loin possible dans la recherche de causes aux maux. Il ne suffit pas de dire par exemple que le fromage est une nourriture mauvaise. Il faut comprendre ce qu'il provoque comme dommages et pour quelle raison. Et pour ce faire, il faut savoir, parmi les substances contenues dans l'être humain, quelle est celle à laquelle le fromage est inapproprié.

La médecine d'Hippocrate se méfie des miracles même quand ils guérissent. Elle n'a aucune faiblesse pour la superstition. Hippocrate s'opposait à celles et ceux qui refusaient de porter un manteau noir au prétexte qu'ils y voyaient un signe de deuil. Hippocrate s'en tient au bon sens : aucune couleur n'est plus dangereuse qu'une autre pour la santé du corps ou de l'esprit. C'est grâce à son esprit scientifique qu'il a aidé les Scythes, un peuple de guerriers qui rêvaient de mourir au combat, en trouvant une explication rationnelle à l'impuissance de certains d'entre eux. Ainsi, il les a empêchés de s'accuser à tort ou de se faire du mal. En effet, quand les Scythes échouaient dans leurs rapports avec leur femme (on disait comme cela à l'époque), ils pensaient que leur échec était le résultat d'une faute commise contre une divinité. Pour se faire pardonner, ils s'habillaient en femme, portaient une robe et prenaient une voix de femme. Hippocrate a mis fin à cette pratique en trouvant une cause plus objective à leur impuissance. Elle était liée à leur mode de vie. Les Scythes passaient l'essentiel de leur vie sur un cheval, ce qui altérait leurs voies séminales. Ils s'infligeaient pour guérir leur impuissance des traitements inutiles qui leur faisaient plus de mal que de bien. Ils s'incisaient par exemple les vaisseaux derrière les oreilles. Un peu de bon sens leur a fait davantage de bien que des siècles de fausses croyances.

Avec des conseils de ce genre, pratiques, simples mais hérétiques vis-à-vis des dogmes de son temps, Hippocrate est entré en guerre contre ses collègues. Il protégeait ses patients de leurs maladies aussi bien que des fausses médecines, des mages ou des charlatans. Selon Hippocrate, tous ces gens faisaient semblant d'être pieux ou scientifiques, de posséder un savoir supérieur. Mais ils trompaient leur monde en prescrivant des prières ou des purifications. Ils prétendaient être capables de faire descendre la lune, éclipser le soleil, provoquer l'orage puis le beau temps, rendre la terre ou la mer infécondes. Leurs pratiques étaient inutiles et dangereuses voire irrespectueuses de la religion. La guerre entamée par Hippocrate au nom du bon sens n'est pas complètement gagnée aujourd'hui. Et il est à craindre qu'elle ne le soit jamais. Pour s'en convaincre, il suffit de voir ce que des méthodes, dites originales, des médicaments miracles, et non testés, proposent encore pour guérir ou éviter diverses maladies.

La santé du corps et celle de l'esprit vont de pair

La théorie des humeurs d'Hippocrate est à la fois fausse dans ses détails et géniale dans ses principes. Nous avons en nous des molécules qui contrôlent notre degré de tristesse ou d'euphorie, de détente ou de stress. Et en plus, nous avons le pouvoir d'agir sur ces molécules. Tout cela est vrai, confirmé par les dernières recherches en neurosciences. Mais Hippocrate ne parle pas encore de sérotonine, de dopamine. Il en reste aux humeurs, aux liquides circulant dans le corps qui produisent des émotions. La première humeur est le sang. Pour Hippocrate, il est fabriqué par le foie et reçu par le cœur.

Ceux qui ont beaucoup de **sang** sont des êtres sanguins, avec une humeur gaie et énergique.

Toujours selon Hippocrate, une autre humeur, la **lymphe**, vient du cerveau. Elle donne des caractères lymphatiques, plutôt lents.

La **bile** est un liquide qui détermine le degré de tristesse ou de gaieté. Quand la bile est jaune ou abondante, on est bileux ou colérique. Lorsqu'elle est noire (atrabile), on est triste, anxieux, mélancolique (encore un mot désignant l'humeur noire).

Bien avant l'invention des antidépresseurs, Hippocrate avance une idée vérifiée récemment et porteuse d'espoir. Il est possible d'agir sur ses humeurs et donc de moduler sa bonne ou sa mauvaise humeur. Les travaux sur les endorphines lui ont aussi donné raison. Le sport ou toute autre activité qui nous plaisent font produire au cerveau des morphines naturelles. La biologie du cerveau dépend du mode de vie, des habitudes comme de la manière de penser.

Nous n'avons pas de taux fixe d'endorphines, car les morphines cérébrales fluctuent selon notre mode de vie. Tout le temps que l'on prend pour se faire plaisir agit sur les molécules, ou humeurs, du cerveau autant que sur l'humeur. Un voyage, un amour, une amitié changent du tout au tout la composition chimique du cerveau. Il est aussi possible de faire baisser son adrénaline par sa manière de bouger, de penser ou de manger. Là encore, les humeurs changent. Et leur changement est à notre portée.

L'alimentation est le principal lien entre le corps et l'esprit. Notre esprit comme notre corps se fortifient avec une nourriture adaptée et une bonne manière de la déguster. Hippocrate avait repéré que chaque aliment agit différemment sur les humeurs ou les fluides du corps. Il avait construit des menus à la carte selon le fluide corporel dominant. Les sanguins, qui ont beaucoup de sang, aiment les viandes et les vins qui sont chauds et humides. Les mélancoliques, à la bile noire, préfèrent les racines sèches venant de la terre. Les phlegmatiques, les soupes et les crudités. Les colériques apprécient les viandes rôties ou les épices. Le médecin d'inspiration hippocratique prescrit les aliments comme de vrais médicaments en précisant la quantité de nourriture aussi bien que l'heure du repas. Hippocrate ne croyait pas à une diète universelle. Il défendait un régime personnalisé : que chacun s'observe lui-même et note quelle nourriture, quelle boisson lui conviennent et comment il faut en user pour conserver la santé la plus parfaite. Les ordonnances alimentaires ont changé. La personnalisation du régime reste plus que jamais un principe de bon sens.

La santé d'un individu dépend autant de son environnement que de lui-même

Hippocrate a eu une autre intuition que des années de pollution et de développement économique ne feront que confirmer. Une femme ou un homme en bonne santé vit en harmonie avec son lieu d'habitation comme avec son environnement. Pour qu'il ou elle se porte bien, son lieu de vie doit être le plus sain possible.

L'état du corps comme celui de l'esprit varient selon les saisons. Chacune d'elles est capable de produire ses maladies ou ses guérisons. Au printemps, l'humeur fluctue particulièrement. Selon Hippocrate, on est exposé à la mélancolie, à la manie (un excès d'énergie et de bonne humeur), au blues comme à l'enthousiasme ou à l'épilepsie. C'est aussi l'époque des écoulements de sang, des angines, des coryzas, des enrouements, des toux et des arthrites. Avec la saison chaude, se profilent les fièvres, les vomissements, les diarrhées, les douleurs d'oreilles, les ulcérations de la bouche et des parties génitales. En automne, arrivent les angines, les difficultés respiratoires, les épilepsies, les mélancolies et les manies. L'hiver serait l'époque des pleurésies, des pneumonies, des enrouements, des toux, des maux de tête et des vertiges. Si les épidémiologistes ne retrouvent pas les mêmes maladies qu'Hippocrate, il est néanmoins certain que la santé et le niveau d'énergie changent selon les saisons. Chacun de nous a ses humeurs d'été ou d'automne et ses mois de faiblesse ou de pleine énergie.

Un autre effet de l'environnement tient au chaud et au froid de l'air ou du vent. Il y a les vents communs à tous les pays et les vents propres à chaque région. Le bon médecin s'intéresse aussi aux eaux, à leur qualité, leur densité. Quand un disciple d'Hippocrate arrive dans une cité inconnue, il doit examiner avec soin la manière dont elle est exposée aux vents et aux levers du soleil. Le risque de maladie n'est pas le même selon que la ville est tournée vers le levant ou le couchant. La qualité du sol produit elle aussi santé ou maladie. Y a-t-il des eaux marécageuses et molles, ou des eaux dures provenant des montagnes, ou encore des eaux salées ? La médecine hippocratique nous apprend que, selon la qualité ou les défauts de son environnement, un pays peut protéger ou mettre en danger la santé. Ce raisonnement de bon sens inspirera les explications les plus modernes sur la santé individuelle et collective. Hippocrate ne faisait qu'annoncer les études actuelles sur les perturbateurs endocriniens, le climat ou les pesticides.

Un médecin américain du XIXe siècle, George Miller Beard, a confirmé les impressions d'Hippocrate sur l'environnement. Il a décrit une étrange maladie de l'esprit provoquée dans les grandes villes par le surmenage ou le manque de sommeil. George Beard l'appelle la neurasthénie. Il a trouvé les premières victimes de la neurasthénie chez des Américains hyperactifs perdant brutalement leur énergie et leur joie de vivre dans des villes modernes à l'air vicié. Les disciples actuels de George Beard ou d'Hippocrate ont confirmé les effets toxiques de la pollution sur la santé physique et mentale. En Chine ou au Japon, les consultations en psychiatrie sont plus fréquentes pendant les pics de pollution. Cependant, les études sur la relation entre pollution et déprime viennent d'apporter une bonne nouvelle : il suffit de trois jours d'air pur pour que le cerveau retrouve un état normal. Ni Hippocrate ni Beard ne l'avaient suggéré, mais ces résultats sont une forte invitation à prendre le plus régulièrement possible des petites vacances loin de la pollution. Elles font alors autant de bien au corps qu'à l'esprit.

Les vacances inspirées par Hippocrate

Pendant au moins trois jours.
Le plus souvent possible.
Dans un lieu au climat sain et à l'air non pollué.
En regardant souvent le ciel ou le vert de la nature.
En exerçant plus d'activité physique que d'habitude.

Hippocrate avait eu le premier l'idée d'un remède original pour celles et ceux qui souffraient à cause de leur environnement. Il les envoyait promener en leur prescrivant trois sortes de promenades : celle du matin, une autre après le repas et la dernière en fin de journée après la gymnastique ou l'exercice physique. Ces promenades doivent se pratiquer l'esprit et les yeux ouverts. Grâce à la *vue* : en faisant attention à ce qui est autour de soi, l'âme se met en mouvement et s'échauffe. En s'échauffant, elle se dessèche et va mieux. Par l'*ouïe* : quand un bruit la pénètre, l'âme est ébranlée et fait son propre exercice. Grâce aux *pensées* qui viennent pendant la promenade, l'âme se met encore plus en mouvement. Il est recommandé de parler ou de chanter en marchant. Les exercices de la voix les plus appréciés ou les plus efficaces sont des discours, des lectures ou des chants. Ils mettent eux aussi l'âme en joie.

Un chercheur vient de placer un appareil d'enregistrement cérébral sur des marcheurs arpentant une forêt pour mesurer les effets des sons de la nature sur le cerveau. Il a été surpris des résultats, il n'imaginait pas que les bruits d'une forêt puissent autant bouleverser le cerveau. Ces sons réveillent le cortex pariétal, la zone de notre cerveau qui réfléchit, produit du langage et des pensées ; ils atteignent aussi des zones plus profondes du cerveau, les aires sous-corticales qui portent les émotions et les sentiments. Il a été récemment prouvé que celles et ceux qui écoutent la nature, le bruit du vent, le pépiement des oiseaux ou encore la mer ont des neurones plus actifs et moins inflammatoires. Les théâtres et les cinémas, aussi stimulants soient-ils pour l'esprit ou l'intelligence, ne suffisent pas à la santé. Le cerveau a aussi besoin de se régénérer au contact de la nature. Hippocrate le savait. Les recherches d'aujourd'hui le prouvent. La médecine du bon sens invite à garder le contact avec notre environnement. Quel que soit l'endroit où l'on vit, le corps a besoin de vert, de bleu, d'air moins chargé en ozone, de mer, de campagne ou de montagne. Une photographie de plage sur un bureau ne suffit pas… Une plante verte est en revanche un peu plus utile grâce à sa couleur et ses effets de purification de l'air.

Il n'y a pas que les couleurs vertes ou bleues et le grand air qui influencent la santé. Les émotions de nos proches sont elles aussi contagieuses. Il existe un environnement affectif aussi important que l'environnement naturel. Si l'on est entouré de personnes à la mine triste, on ne reste pas longtemps souriant. Les études actuelles sur l'environnement démontrent que l'on a besoin :

– de relations humaines réelles, pas seulement en ligne ;

– d'une circulation de bienveillance que l'on reçoit puis que l'on donne ;

– de l'entourage de femmes et d'hommes épanouis.

La marche hippocratique après le repas

Marchez dans un parc ou un espace aéré en restant concentré sur le ciel et les arbres. Si vous en avez envie, chantonnez en silence voire à tue-tête. N'hésitez pas à parler tout seul, sans craindre de passer pour un fou. Après quinze minutes de marche, vous vous sentirez moins fatigué. L'effet durera tout le reste de l'après-midi. Votre bonne humeur vous accompagnera jusqu'au soir et vous vous endormirez plus facilement. La technique est tellement prometteuse qu'elle se diffuse dans beaucoup d'entreprises attentives à la qualité de vie au travail de leurs salariés. Il faut simplement avoir la chance de disposer d'un parc pas trop éloigné de son lieu de travail.

Nous possédons des ressources naturelles d'auto-guérison et de protection

Hippocrate a observé avec beaucoup d'intérêt un réflexe de protection naturelle : le réflexe du clignement à la menace. Quand un objet s'approche des yeux, un mouvement involontaire fait fermer les paupières pour protéger ses yeux. À partir de cette simple réaction de défense, Hippocrate pose un principe qui ne sera vraiment compris que vingt-cinq siècles après lui. Chacun de nous est capable de se protéger par ses réflexes, son instinct, sa nature et le fonctionnement normal de son corps. La force qui est en nous est notre plus grand médecin. Nous avons une bonne nature, elle ne demande qu'à nous défendre. Le corps comme l'esprit possèdent spontanément des capacités de résistance, même de réparation. Le soin moderne ne doit pas s'opposer à la nature. Mieux, il l'encourage et va dans son sens. Pour Hippocrate, l'objectif de la médecine et de toutes les techniques modernes préventives qui suivront, c'est de retrouver l'instinct, la nature, les formes normales du corps et de l'esprit. Un bon régime se suit sans contraindre ses goûts, ni mourir de faim. Les bonnes habitudes de vie ne requièrent pas de forcer son instinct ou ses principes. De la même façon, le respect de la nature vaut après un accident. Hippocrate l'a certainement enseigné aux chirurgiens de son époque. Il leur a expliqué comment réparer une fracture d'un bras ou d'une jambe en respectant l'anatomie du corps.

Le père de la médecine a en outre lancé une idée qui n'est toujours pas acceptée aujourd'hui. C'est en limitant les interventions médicales que l'on va mieux. On peut aussi – c'est encore Hippocrate qui le dit – réfléchir seul à sa santé, trouver les bons gestes, les bonnes habitudes de vie. Le médecin ne demande qu'à être remplacé par des techniques plus douces. Hippocrate écrit dans un livre au titre pourtant inquiétant, *Épidémies*, que la nature est souvent le meilleur médecin des maladies quotidiennes. Elle trouve par elle-même ce que nous ne trouvons pas par la réflexion. La nature, bien instruite d'elle-même, sans avoir appris, fait ce qu'il convient.

Pour accéder à ce bon sens et suivre son instinct, il faut bien se connaître, anticiper ses réactions. Cette intuition vient d'être confirmée par des chercheurs chinois qui ont mesuré le bien-être de 1 907 collégiens à Guangzhou, dans le sud de la Chine. Ils se sont aperçus que quatre comportements diminuaient de 10 % le risque de déprime et augmentaient le sentiment de bien-être :

– L'activité physique.
– Un sommeil en quantité suffisante.
– La prise d'un petit déjeuner tous les matins.
– Plus d'une à deux heures par jour passées à l'extérieur de chez soi et en plein air.

Les collégiens chinois vont mieux quand ces comportements de bon sens leur sont naturels et qu'ils en font une habitude de santé.

Deux formes d'exercice selon Hippocrate

Les exercices naturels : les promenades ; l'exercice de l'ouïe, de la vue, de la voix, de la pensée ; la lecture ; le chant ; la musique.
Les exercices violents : les balancements des bras, les courses et les luttes.
Un programme de santé fondé sur le bon sens doit garder l'équilibre entre ces deux exercices.

Une autre idée d'Hippocrate demeure révolutionnaire aujourd'hui. Ce n'est pas parce que l'on ne se sert pas de la médecine qu'on lui enlève de sa grandeur. C'est même l'inverse. Ceux qui croient en leur bonne nature et non en la médecine profitent quand même de la science d'Hippocrate. À condition quand même de réaliser les dépistages nécessaires et de soigner leurs vraies maladies.

Chaque âge et chaque produit ont leurs qualités

Hippocrate respecte la vieillesse tout en pointant les faiblesses de cet âge. Chez les plus âgés, il admire la raison, le jugement, la franchise et la sagesse. Mais pour le sport et le combat, rien ne remplace la jeunesse.

Le serpent, emblème de la médecine, est un modèle d'animal à double sens. Une morsure de serpent peut tuer, mais l'on extrait aussi des médicaments de son venin.

L'effet des aliments dépend aussi de la dose. Le miel nourrit et adoucit la gorge. Pourtant un excès de miel intoxique. L'ail, selon Hippocrate, est bon pour le corps mais il affaiblit la vue. La décoction d'orge appelée ptisane peut faire du bien ou du mal selon les quantités que l'on prend. Le chou calme le mal de tête dû à l'ivresse mais intoxique si on en mange trop.

La médecine du bon sens doit savoir douter. Comme Hippocrate. Le seul principe dont on ne doute pas est l'importance de la souplesse. Il est bon d'adapter son régime et son style de vie à son âge, la saison, son niveau de fatigue ou d'énergie, ses réactions individuelles.

BIEN NOURRIR SON CORPS ET SON ESPRIT

À une époque où les malades avaient le choix entre superstitions, incantations ou préparations chimiques agressives, Hippocrate a inventé une proposition aussi simple qu'efficace : « que ton aliment soit ta seule médecine ». Imaginez qu'Hippocrate devienne votre conseiller en nutrition, qu'il vous accompagne dans le choix de vos aliments, des quantités dont vous vous servez, de l'heure à laquelle vous mangez. Vous seriez sans doute un peu déstabilisé par ses conseils. Sa première idée est que l'alimentation est une question sérieuse, un vrai sujet médical. Il ne faut pas changer de régime sur un coup de tête. On ne se décrète pas du jour au lendemain trop gros ou trop maigre, intolérant au sucre ou à tout autre aliment de base.

Le temps passé dans la cuisine est un temps consacré à la santé

Celui ou celle qui passe du temps dans sa cuisine agit pour sa santé. Il se fait du bien et fait du bien à celles et ceux pour lesquels il cuisine. Il n'exerce pas un art médical classique, mais ce qu'Hippocrate appelle une empirie, une pratique bénéfique. La cuisine fondée sur l'expérimentation ne donne pas d'explication, ne s'appuie, selon les conceptions de l'époque, sur aucune base scientifique. Sa vocation est de nourrir et d'offrir des plats ayant le meilleur goût possible. Elle est inventive et productrice de plaisir. La médecine, en revanche, est un art parce qu'elle a examiné les causes avant de décider. La médecine ne donne pas seulement des recettes, mais aussi des explications.

Il est interdit d'interdire

La société d'aujourd'hui revendique le plus de libérations possible… sauf quand elle se met à table. Selon vos opinions, une expérience ou un conseil amical, vous risquez de vous interdire ou vous faire interdire tel ou tel fruit ou légume. Et que dire des débats sur la viande où les amateurs du terroir et les défenseurs de la cause animale pourraient lâcher leur fourchette pour en venir aux mains.

La logique d'Hippocrate aide à pacifier les débats. Elle respecte les exclusions alimentaires justifiées médicalement. Celle ou celui qui est allergique à un produit doit évidemment s'en priver. Mais la somme des autres interdits que l'on s'impose peut être rediscutée. À l'époque des Grecs, il était habituel de s'abstenir de poisson de mer, de viande de chèvre ou de cerf. Hippocrate ne trouvait aucune justification médicale à ces pratiques. Il s'étonnait aussi que ses concitoyens se passent de certaines plantes comme la menthe, l'ail ou l'oignon.

Au sujet de la viande, Hippocrate prônait la modération. Il conseillait d'en manger peu, lui-même étant probablement végétarien. Le bon sens d'aujourd'hui rappelle simplement que l'on doit, si l'on choisit d'être végétarien, compenser ses apports en fer et en vitamines B12. Une enquête auprès de 10 000 végétariens aux États-Unis a montré que ceux qui ne surveillaient pas leurs apports en fer et en vitamine B12 avaient un risque de dépression multiplié par 1,5. D'autres enquêtes notent toutefois les bienfaits du régime végétarien sur la santé du cœur et des artères, comme sur le risque d'obésité. Dans ce domaine comme dans d'autres, la souplesse hippocratique reste la base, sans exclusion définitive, sans menace, sans interdits qui ne soient justifiés médicalement.

Un poids hippocratique

Les régimes modernes s'intéressent de plus en plus à la qualité de nos aliments, mais pas suffisamment à la quantité, qui est la base de la santé. Pour la médecine grecque classique, comme pour la médecine d'aujourd'hui, un poids raisonnable, ni trop bas, ni trop haut, est une nécessité. On l'obtient par la modération (*métriotès*) plus que par l'excès (*hybris*). On le conserve par de petits changements (*métabolè*) qui aident à rester motivé et heureux sans effort. Le changement régulier d'aliments est vital pour garder un poids normal. Les régimes trop répétitifs ne durent jamais bien longtemps. Ils vont à l'encontre de notre nature qui a besoin de variété.

L'index de masse corporelle

Tout d'abord, multipliez votre taille en mètre par votre taille en mètre (exemple 1,60 m x 1, 60 m = 2,56). Pour obtenir votre IMC, divisez votre poids en kilo par votre taille au carré (par exemple : 60/2,56 = 23,43). Une fois votre score obtenu, classez votre IMC dans une de ces quatre catégories :

16,5 à 18,5 : maigreur
18,5 à 25 : poids normal
25 à 30 : surpoids
30 à 35 : obésité modérée

Après avoir lu les prescriptions d'Hippocrate, les médecins d'une université coréenne ont voulu savoir si un poids normal faisait vraiment du bien à la santé en général et à la bonne humeur en particulier. Ils ont comparé pour cela le niveau de bonne humeur de femmes et d'hommes ayant un poids normal, un léger surpoids, ceux qui étaient obèses ou encore trop maigres. Leurs résultats vont dans le sens de la modération hippocratique. Les hommes sont de bonne humeur quand leur poids est normal – et même quand ils ont un léger surpoids. Dès qu'ils atteignent les critères d'obésité, ils sont plus déprimés. Les femmes coréennes sont plus souvent de bonne humeur quand elles ont un poids normal. Avec un léger surpoids, elles sont exposées à un risque augmenté de déprime. Chez les hommes comme chez les femmes, un poids trop bas augmente les émotions négatives.

Index de Masse Corporelle	Homme	Femme
16,5 à 18,5	Risque augmenté x 1,4	Risque augmenté x 1,5
18,5 à 23	Pas d'augmentation du risque situation idéale	Pas d'augmentation du risque situation idéale

23 à 25	Risque diminué de 0,2	Risque augmenté de 0,1
25 à 30	Pas d'augmentation du risque	Risque augmenté de 0,2
Supérieur à 30	Risque augmenté x 0,3	Risque augmenté x 0,3

La différence entre les femmes et les hommes s'explique par le fait qu'un léger surpoids est plus accepté socialement chez les hommes que chez les femmes en Corée.

Choisir de bons aliments

Hippocrate classait les aliments selon qu'ils procuraient du calme ou qu'ils stimulaient. Il y a ceux qui mettent le feu au corps et à l'esprit, qui chauffent, qui exaltent. D'autres ressemblent à de l'eau. Ils sont apaisants et humides. Secs ou humides, les aliments montent vers l'âme, elle aussi composée d'un mélange d'eau et de feu. En fonction de notre âge, on a plus ou moins besoin d'aliments qui chauffent ou apaisent, qui sèchent ou humidifient. L'enfant est humide et chaud, le jeune homme chaud et sec, l'homme ou la femme adulte sont secs et froids et les aînés deviennent froids et humides. Le bon régime est personnalisé selon l'âge, les goûts et la constitution. Il doit aussi être adapté aux efforts physiques. Les aliments et les exercices physiques font tous les deux du bien, mais différemment. Les exercices brûlent de l'énergie. Certains aliments échauffent, d'autres refroidissent. Certains humidifient, d'autres dessèchent. Ils relâchent le ventre ou le resserrent. Ils nourrissent ou amaigrissent. Un même aliment peut changer de propriété selon son origine, son degré de fraîcheur et son mode de préparation. Pour faire un bon traité sur les régimes, il ne faut pas seulement connaître la chimie et les calories. Il faut embrasser toute la nature humaine.

Les recherches actuelles ont donné raison à Hippocrate dans sa défense des régimes personnalisés comme dans ses prescriptions de liquides ou d'aliments « humides ». Un régime riche en fruits apaise, hydrate tout en apportant des vitamines. Avec les légumes de préférence frais ou cuits sans matière grasse, les fruits sont la base d'un régime de bon sens.

Un apéritif à base de graines de sésame, de citrouille, de courge et de noix de cajou stimule les neurones sans trop augmenter l'appétit. Il apporte du **zinc** au cerveau. Le zinc est non seulement essentiel pour l'organisme, mais aussi pour le cerveau. C'est un excellent antidépresseur naturel. Il suffit d'une poignée de ces graines, trois fois par semaine, pour éviter une carence en zinc et ainsi diminuer de 40 % son risque de déprime. Les noix de cajou apportent 2,5 mg de zinc par portion. L'avoine représente une autre source précieuse de zinc avec trois milligrammes par demi-tasse. Autrefois utilisé dans les statues en laiton, en bronze ou en airain, le zinc est un ingrédient précieux de la médecine du bon sens. Mais prenez garde : l'alcool est un ennemi du zinc. La consommation d'alcool diminue l'absorption du zinc par l'intestin et augmente son passage dans les urines. Quand vous buvez de l'alcool, le corps reçoit moins de zinc et il en perd plus. Enfin les régimes strictement végétariens peuvent être trop pauvres en zinc. Il faut donc surveiller ses apports en zinc quand on exclut les produits d'origine animale.

Les épinards apportent des fibres, du fer, du magnésium et de la **vitamine B9** encore appelée acide folique. Il n'y a pas que Popeye qui raffolait des épinards. Hippocrate aussi !

Parmi les poissons, le saumon, le thon, le hareng fumé, grillé ou mariné, ou les sardines rechargent tout le corps en **vitamine D**. Cette précieuse vitamine protège les os du rachitisme et les cellules profondes du cerveau d'une nouvelle maladie de mieux en mieux connue : le *rachitisme de l'émotion*. Quand les neurones manquent de vitamine D, ils ne peuvent plus porter ou transmettre les impressions de bien-être ou de joie.

Les sources de vitamine D

Huile de foie de morue	250 mg pour 10 cl
Hareng	20 microgrammes pour 100 g
Maquereau	15 microgrammes pour 100 g
Sardines	12 microgrammes pour 100 g
Saumon	10 microgrammes pour 100 g
Thon	7 microgrammes pour 100 g
Chocolat noir	5 microgrammes pour 100 mg

Saumon, thon et hareng sont également riches en vitamine B12. Chez cinq cents Suédois, il a été prouvé qu'un taux normal de vitamine B12 évite la perte des neurones due à l'âge. Celles et ceux qui ne manquent pas de vitamine B12 ont un cerveau plus gros et sont de meilleure humeur. On commence à savoir comment la vitamine B12 agit sur les nerfs. Elle produit ou fait produire de la S-adénosyl-méthionine. Cette substance fait fonctionner les synapses qui sont les zones de jonction entre les neurones. Elle se fixe aussi sur la myéline, la gaine entourant les nerfs.

Asperges, pâtes et laitue romaine rechargent en vitamines B9 ou folates. Cette vitamine travaille avec la vitamine B12 à la protection des nerfs, du cerveau et indirectement des émotions.

Le brocoli d'Hippocrate

Si Hippocrate avait dû prescrire un aliment, il aurait certainement choisi les brocolis. Ils font du bien à tout le corps et au cerveau en particulier. Ils agissent par le sulforaphane qu'ils contiennent. Ce composé diminue l'inflammation. L'effet antidéprime n'a pour l'instant été montré que chez des animaux, mais il est raisonnable de penser que les brocolis font aussi du bien au cerveau humain, notamment chez les plus jeunes. Il augmente le facteur de croissance des neurones, une molécule qui fait pousser les nerfs ou évite les pertes de neurones. Et si les brocolis étaient la clé de la jeunesse du cerveau comme de la vitalité des émotions ?

Le mystère du curcuma

Cette épice a surtout été cultivée en Inde. Elle est à la base du célèbre curry. Quand les médecins discutent aujourd'hui du curcuma, ils se disputent autant qu'à l'époque d'Hippocrate – quand il fallait savoir si la lune rousse était bonne ou nocive pour la santé. Il faut dire que les défenseurs du curcuma sont allés très loin dans leur enthousiasme. Ils en ont fait un médicament miracle prévenant les maladies du cœur aussi bien que le cancer. Quand on regarde les données scientifiques de près, il y a au sujet du curcuma plus de passion que de résultats très solides. Une étude récente intrigue quand même. Elle aurait forcément intéressé Hippocrate. Cent déprimés ont reçu soit un placebo, soit du curcuma pendant trois mois. Au bout de trois mois, les déprimés sous curcuma étaient nettement moins anxieux et de meilleure humeur. Ces résultats ont surpris les chercheurs eux-mêmes. Pour la première fois, une épice agit comme un médicament. Une première preuve est apportée de l'action du curcuma sur les émotions et le bien-être. Mais une seule étude n'est pas suffisante pour faire du curcuma un traitement indiscutable de la bonne humeur.

Si l'on regarde de près ce qui se passe dans le cerveau, on s'aperçoit que le curcuma bloque l'axe du stress entre l'hypothalamus, l'hypophyse et les surrénales. Il suffit de rajouter du curcuma à son alimentation pour que cet axe du stress produise moins d'adrénaline. Dès que l'adrénaline baisse, on ressent moins de tension et d'angoisse. Un autre effet du curcuma est la diminution de l'inflammation. Les marqueurs biologiques de l'inflammation comme la C-Réactive Protéine sont diminués sous l'effet de l'épice magique.

Comment utiliser le curcuma ?

Vous pouvez le prendre en infusion, en mettant un gramme de poudre de curcuma dans une tasse d'eau bouillante qui infuse 10 à 15 minutes.
Servez-vous aussi du curcuma sous forme d'épice en le rajoutant sur vos plats préférés. Trouvez vos propres recettes adaptées à vos goûts et vos habitudes. L'idéal est de saupoudrer le curcuma dans les salades ou dans les vinaigrettes. Vous pouvez en rajouter sur les légumes comme le chou-fleur, les pommes de terre. Ce mélange légumes-curcuma est doublement bénéfique. Vous profitez de l'effet hippocratique « apaisant » des légumes et de la stimulation moderne par le curcuma.

Alors que faire aujourd'hui de ces informations ? Il faut garder face à elles l'esprit d'Hippocrate avec sa prudence et son doute protecteurs. Les protocoles prouvant une action du curcuma sur les émotions restent peu nombreux. Alors si vous aimez le curry ou les infusions de curcuma, ne vous en privez pas. Aujourd'hui, il n'y a pas suffisamment de certitudes pour conseiller de prendre du curcuma à chaque repas. Il serait encore plus imprudent de remplacer un médicament efficace par une épice dont on n'est pas sûr de l'action et dont les doses actives ne sont pas connues.

L'ail protecteur

L'ail a été utilisé dès l'Égypte antique comme fortifiant. Les bâtisseurs de pyramides étaient nourris à l'ail pour mieux résister aux efforts inhumains qu'on leur imposait. À Rome, les médecins traitaient l'asthme, les maladies de l'estomac et les tumeurs avec de l'ail. On sait depuis

Pasteur que l'ail tue les microbes et qu'il protège de la gangrène. Il rend plus résistant face aux virus et bactéries et fait du bien aux vaisseaux sanguins. Sa principale limite est son odeur. Quand vous mangez beaucoup d'ail, votre haleine et tout votre corps prennent son odeur. Mais ce n'est peut-être pas si gênant. Des chercheurs tchèques viennent de s'apercevoir que cette odeur d'ail peut être séduisante pour certains. Ils ont testé les effets de l'ail chez des femmes volontaires. Elles ont trouvé plus agréable l'odeur des aisselles des hommes qui venaient de manger de l'ail. De là à utiliser l'ail comme une arme de séduction…

Le retour en grâce des tisanes

Hippocrate prescrivait une décoction d'orge qu'il appelait ptisane. Il lui avait trouvé des pouvoirs impressionnants. La ptisane ne gonfle pas dans le ventre car elle a gonflé à la cuisson. Dans les cas de fatigue, Hippocrate prescrivait en plus un mélange de miel et de lait ou de l'hydromel – un cocktail de vin et de miel. Toutes ces tisanes ou décoctions n'ont plus cours aujourd'hui en tant que médicaments reconnus. La seule infusion dont une étude a démontré l'effet sur le cerveau est l'infusion de safran. Selon des nutritionnistes australiens qui en ont fait prendre à des volontaires, la tisane de safran augmente la quantité de dopamine dans le cerveau, et agit aussi comme un antioxydant. La limite à l'utilisation de cette boisson est le prix prohibitif du safran.

Une dernière épice s'inspire d'Hippocrate, c'est le zaatar. Elle est produite par un mélange de thym séché puis réduit en poudre, de graines de sésame et du sumac. Les gladiateurs en buvaient avant de combattre. De nombreux chercheurs d'aujourd'hui ont trouvé à cette boisson des vertus antioxydantes. Parmi les autres infusions, les boissons à base de camomille, de romarin ou de thym détendent ceux qui en aiment le goût. Cependant, les infusions ne traitent pas autant de maladies que les médicaments classiques. Même si l'idée est agréable, nous sommes loin de pouvoir remplacer complètement les produits pharmaceutiques par des tisanes. Malgré tout, les tisanes font du bien. Elles offrent en plus des moments de lenteur et de concentration sur l'instant présent.

Une vraie cure de détox

S'il fallait trouver une phrase résumant le bon sens d'Hippocrate, on pourrait choisir « D'abord ne pas nuire » ou, en latin, « *Primum non nocere* ». Le père de la médecine n'avait pas beaucoup de médicaments très actifs à sa portée. Il avait quand même le pouvoir de protéger celles ou ceux qui le consultaient grâce à son bon sens. Son intervention la plus utile était de leur éviter les produits et techniques dangereux censés leur faire du bien. En détournant ses consultants des praticiens sadiques ou incompétents, voire les deux à la fois, Hippocrate sauvait leur santé ou même leur vie. Par son désir de protéger de ce qui nuit, Hippocrate a inventé la détox moderne. Il lui a donné une base scientifique et médicale. Hippocrate serait étonné de voir aujourd'hui des femmes et des hommes éclairés, à l'écoute de leur corps et de leur esprit, continuer à s'intoxiquer en toute bonne conscience.

La leçon de la détox hippocratique est la reconnaissance de l'échelle des risques. Il existe des produits ou des comportements indiscutablement dangereux. Plus on s'en écarte, plus on augmente son capital de santé. À côté de ces risques de base (le tabac, l'alcool en excès, le gras, le sucre, la sédentarité) apparaissent régulièrement de nouvelles maladies. Le bon sens hippocratique pousse à ne pas négliger l'essentiel au profit de l'accessoire. S'il est tentant d'essayer d'éviter une maladie à la mode qu'un expert autoproclamé décrit, il est plus vital de réviser ses classiques de la santé.

Les toxiques hippocratiques

Ce sont ceux dont l'effet nocif sur la santé est maintenant prouvé :
- alcool en excès (plus de deux verres par jour),
- tabac,
- jeux d'argent, achats répétés d'objets inutiles, dépendance aux jeux vidéo ou à l'Internet,
- sédentarité (moins de trente minutes de mouvement ou d'exercice par jour),
- Internet (plus de trois heures par jour de jeux et refus des activités de la vraie vie),
- boisson sucrée (plus d'un demi-litre par jour),
- régime chargé en graisses saturées.

Qu'aurait dit Hippocrate à ceux qui fument ou boivent trop mais qui ont peur des effets des compteurs électriques ou des ondes de leur téléphone portable ? Comment aurait-il interdit, à celles et ceux qui suivent l'actualité médicale, d'acheter sur Internet des médicaments révolutionnaires qui ne sont pourtant ni contrôlés, ni purifiés ? Comment aurait-il fait pencher leur vigilance sur les risques les moins discutables ?

La lutte antitabac est un exemple de démarche hippocratique. Une cigarette aide peut-être à se concentrer et donne une brève impression de détente. Mais le tabac encrasse les organes autant qu'il attriste les émotions. L'arrêt du tabac peut rendre morose et irritable quelques jours. Pourtant, ceux qui patientent sans tabac sont gagnants. Ils font du bien à leurs poumons, leur cerveau, leurs vaisseaux et leur moral. La majorité des anciens fumeurs ressentent plus de bien-être et de bonne humeur entre trois et six mois après l'arrêt de la cigarette.

Vrais et faux dangers ?

Le Rabbi de Guer voyageait en voiture à cheval. Ses chevaux se sont emballés dans une pente dangereuse. Les autres passagers ont hurlé, croyant leur dernière heure arrivée. Le Rabbi de Guer, lui, est resté impassible. Quand tous les passagers se sont retrouvés au calme, ils ont demandé au Rabbi de Guer comment il avait pu garder son sang-froid. Il a répondu : « Celui qui ressent à chaque instant le vrai péril ne s'émeut pas du danger de l'instant. »

Hippocrate avait déjà mis en garde contre l'excès de sucre et même de miel. La situation s'est depuis aggravée. Notre consommation de sucre s'est multipliée par cinquante depuis l'époque d'Hippocrate. Nous sommes en proie à une passion pour le sucre qui ressemble à une dépendance. Nous utilisons le sucre pour nous consoler, nous calmer et nous désennuyer.

Le cerveau est lui aussi prisonnier du sucre. Il réclame sa dose de stimulation et d'excitation. Les zones du cerveau sensibles au sucre sont les mêmes que celles qui sont activées par l'alcool, le tabac ou les opiacés. Bien sûr, les dangers ne sont pas les mêmes. Mieux vaut craquer pour une sucrerie que pour une drogue ! L'idéal étant de trouver une relation apaisée au sucre en s'inspirant du bon sens hippocratique.

La meilleure parade à l'obsession sucrée reste l'exercice physique. Le cerveau trouve dans le mouvement autant de plaisir qu'avec les sucreries. Par la magie du mouvement et d'une augmentation des endorphines, le sucre va perdre son attrait, sa « palatabilité » comme disent les nutritionnistes. Il fait moins envie et devient moins excitant. L'effet inverse existe aussi. Moins on bouge, plus on a besoin ou envie de sucre. Le meilleur exercice antisucre consiste à bouger au moins trois fois par semaine. Le mouvement rend aussi résistant ou indifférent à un autre toxique : la nicotine. Celles et ceux qui pratiquent des exercices d'endurance stimulent naturellement leur centre cérébral de récompense. Ils font plaisir à leur cerveau sans l'aide artificielle d'un produit sucré ou de la nicotine. Par ces habitudes simples, ils appliquent les recommandations d'Hippocrate sur la vie saine et active.

Un chercheur hollandais, souhaitant comparer les bénéfices sur la santé d'un régime méditerranéen, toscan, ou végétarien, a collecté des informations sur deux millions de personnes. Le régime méditerranéen privilégie les fruits, les légumes, les fèves, les herbes aromatiques et l'huile d'olive. Il limite le poisson et encore plus la viande. Le régime toscan est proche du régime méditerranéen avec davantage de pain, de tomates et de haricots. La conclusion du chercheur hollandais ne fâche personne. Les trois régimes sont aussi bénéfiques. Le seul régime toxique pour le corps et l'esprit est celui où l'on consomme des sodas, de la graisse et des frites. Cette *junk food* grasse et sucrée fait souffrir les vaisseaux sanguins, augmente le poids et multiplie par 50 % le risque de déprime ou de fatigue.

La recherche moderne en nutrition rejoint donc Hippocrate dans ses conclusions. Choisissez ce que vous préférez parmi les recettes toscanes, méditerranéennes ou végétariennes. Peu importe, du moment que vous évitez ce qui est vraiment nocif. Il ne s'agit pas de manger idéalement, mais de ne pas s'intoxiquer.

Antibiotiques et déprime ?

Il n'a pas encore été démontré chez l'homme que les antibiotiques pourraient être déprimants. Les résultats venant des premières expériences chez l'animal sont malgré tout inquiétants. Si l'on donne à des rats des antibiotiques classiques comme de la pénicilline ou de la streptomycine, on modifie leur flore intestinale et l'effet sur leur comportement est immédiat. Les rats bougent moins. Ils s'intéressent moins à leur entourage et manifestent des signes de dépression. Dans le même temps, leur cerveau se modifie, en particulier au niveau de l'hippocampe. Cette zone profonde qui porte l'émotion est la première atteinte. On savait déjà qu'il était dangereux de prendre des antibiotiques en excès pour des raisons écologiques. Si trop consommer d'antibiotiques augmente le risque de résistance des bactéries à des traitements qui sauvent des vies, il existe une autre raison de limiter la consommation d'antibiotiques. Ils provoquent chez l'animal et probablement aussi chez l'homme une humeur triste. Hippocrate aurait certainement approuvé les médecins chiches en ordonnances et surtout en prescriptions inutiles d'antibiotiques au premier signe de rhume.

L'AMOUR À LA PLAGE AVEC HIPPOCRATE

Le père de la médecine avait plus de courage que beaucoup de ses collègues actuels. Il osait parler de deux activités essentielles à la vie, plutôt éloignées de la médecine : les bains et surtout l'amour et la sexualité.

L'un des premiers grands diagnostics portés par Hippocrate a été celui de maladie amoureuse. Il avait été appelé en consultation auprès de Perdiccas, un roi inconsolable depuis la mort de son père, Alexandre Ier. Couronné depuis quelques mois, Perdiccas souffrait d'une tristesse qu'aucun de ses médecins ne savait expliquer. Chacun croyait Perdiccas atteint d'une pneumonie ou d'une autre maladie inconnue rejaillissant sur son moral. Hippocrate, lui, a posé le bon diagnostic. Il a rencontré le jeune roi de Macédoine, l'a écouté : il a été le seul à le comprendre. Perdiccas était atteint de maladie d'amour. Il était follement attaché à la maîtresse de son père récemment décédé. Hippocrate a trouvé un moyen simple pour démontrer l'amour impossible du jeune roi. Il a mesuré la fréquence de son cœur. De cette manière, il s'est aperçu que le pouls du prince s'accélérait à chaque fois que l'ancienne maîtresse de son père passait à côté de lui. Bien qu'Hippocrate ait compris le mal de Perdiccas, il n'a pas pu le sauver. Le jeune prince, pour fuir sa maladie d'amour, a fini par se pendre.

Une autre histoire entre la légende et la médecine prouve l'intérêt d'Hippocrate pour la sexualité. Elle est racontée par son biographe Jacques Jouanna. Accompagné d'un ami, Hippocrate croise un jour une jeune bergère dans la campagne. Il lui dit : « Bonjour, jeune fille. » Poursuivant sa promenade, il voit la bergère revenir et il lui dit : « Bonjour, madame. » La bergère rougit de honte. L'ami d'Hippocrate demande pourquoi il avait appelé la bergère « madame » au retour, après l'avoir appelée « jeune fille » à l'aller. Hippocrate répond que la bergère est passée entretemps du statut de jeune fille à celui de dame. L'ami a du mal à le croire. Il court vers la bergère, la rattrape et la questionne. Celle-ci lui confirme qu'elle vient de rencontrer un homme avec lequel elle a eu sa première relation sexuelle. L'ami se demande comment le médecin a pu repérer ce changement sans poser de question. Hippocrate lui explique qu'il a observé la jeune femme : la démarche d'une jeune fille et la démarche d'une femme sont différentes. L'amour change la manière dont on se tient dans la vie. L'histoire est-elle vraie ? Les historiens hésitent encore. En tout cas, elle est révélatrice de l'attention qu'Hippocrate portait à l'amour et à la sexualité.

Depuis Hippocrate, la médicalisation de la sexualité a continué. Les spécialistes des effets biologiques de l'amour nous apprennent que les relations sexuelles protègent le cœur, font baisser la tension artérielle et stimulent le cerveau. La quantité de rapports sexuels est importante, de même que le temps qu'on leur consacre et les émotions qu'on en retire. La sexualité augmente l'ocytocine aussi bien que la dopamine, la molécule du mouvement. La stimulation par l'amour motive et rend plus vigoureux. On fait fonctionner son centre de récompense cérébral, sa capacité à rêver ou à produire des images mentales. Plus étonnant encore, l'amour déconnecte le centre du cerveau de sa périphérie – le centre du cerveau est la zone des émotions, tandis que la périphérie, ou le cortex, est la partie qui pense ou réfléchit. Amour ou sexualité endorment l'intellectuel qui est en nous pour laisser la place à l'être sensible qui s'émeut, rit et s'ouvre à ses émotions. Si Hippocrate était aujourd'hui conseiller en « santé sexuelle », il n'hésiterait pas à nous rappeler de rester vigilant face aux infections sexuellement transmissibles. On oublie trop les nouvelles contaminations par le virus du sida, de l'hépatite C et même par la vieille syphilis. Dans ce domaine de la médecine, comme dans d'autres, hélas, le bon sens perd du terrain. La disponibilité de traitements efficaces contre les maladies vénériennes diminue l'intérêt porté à la prévention.

Le bain hippocratique

Dans une Grèce antique fière de ses plages, de ses côtes et de ses thermes, le bain tient une grande place. Il détend celles et ceux qui vont bien, guérit les malades et apporte beaucoup de plaisir. Le bain hippocratique suit plusieurs règles et il peut être pris de différentes façons. Tout d'abord, il se prend dans une salle sans fumée – l'eau ne doit pas être chauffée dans la pièce du bain. On se prépare au bain en s'allongeant quelques minutes. Ensuite le patient est aspergé d'eau sur tout ou partie du corps. Celui qui prend le bain reste calme et silencieux, il ne doit rien faire d'autre que de profiter de l'eau sur son corps. Les effets du bain varient suivant la température de l'eau ou l'heure de la journée. Un bain chaud, tiède ou froid, à jeun ou après un repas ne guérit pas les mêmes troubles. Il en va de même pour les bains d'eau douce ou d'eau de mer. Le bain chaud, selon Hippocrate, amollit le corps et le fait grossir. Les bains de vapeur, qui font transpirer, ressemblent aux bains chauds.

Hormis les bains et l'amour, Hippocrate préconisait le **rire** et le **sourire**. Il a sauvé du déshonneur un philosophe appelé Démocrite auquel les Abdéritains reprochaient de trop rire ou de rire pour rien. Les voisins du philosophe le croyaient atteint de folie parce qu'ils l'entendaient rire à gorge déployée. Lorsqu'Hippocrate a rencontré Démocrite, il l'a trouvé assis sous un arbre, près d'un ruisseau, en train d'écrire un livre sur la folie. Immédiatement, Hippocrate a corrigé le diagnostic de folie. Si le philosophe riait, ce n'était pas un indice de maladie, mais une marque de sagesse. Démocrite riait de la folie des hommes. Et Hippocrate a prétendu que ce rire était une saine habitude. Démocrite a été très impressionné par la clairvoyance d'Hippocrate qui tranchait avec les moqueries de ses concitoyens. Le philosophe et le médecin sont restés liés d'amitié, chacun respectant la sagesse de l'autre.

Jean de La Fontaine a tiré de cette rencontre une fable, « Démocrite et les Abdéritains ».

« Que j'ai toujours haï les pensers du vulgaire !
Qu'il me semble profane, injuste et téméraire…
Le maître d'Épicure en fit l'apprentissage
Son pays le crut fou : petits esprits mais quoi ?
Aucun n'est prophète chez soi.
Ces gens étaient les fous, Démocrite le sage. »

Cette ordonnance du rire co-prescrite par Démocrite, Hippocrate et La Fontaine est très utile. Trouvez dans votre journée des moments pour rire au moins dix minutes par jour. Si une journée a été particulièrement triste, terminez-la par quelques sourires volontaires. Une découverte californienne toute récente donne raison à Hippocrate. Le simple fait de sourire change la biologie du cerveau. La stimulation des muscles qui font sourire produit dans le cerveau des molécules équivalentes à celles qu'apportent les antidépresseurs. Contre l'avis de tous, Hippocrate avait découvert que Démocrite était un sage. Il serait temps d'aller dans son sens, le bon sens en l'espèce, en prenant plus au sérieux celles ou ceux qui sourient ou rient. Ils vont mieux et procurent plus de bien que les grincheux ou les taciturnes.

Une autre recommandation hippocratique facile à appliquer concerne nos habitudes de **sommeil**. Il faut être réveillé pendant le jour et dormir pendant la nuit. La phrase semble évidente. Pourtant, bien des insomniaques se demandent pourquoi ils ne dorment pas alors qu'ils somnolent toute la journée et s'hypnotisent le soir devant un écran. Le dommage est moins grand si l'on dort le matin jusqu'à la troisième partie de la journée. Le pire est de ne dormir ni la nuit ni le jour.

Le sommeil à jeun, s'il n'est pas long, amaigrit et refroidit. Hippocrate prône de courtes siestes après le déjeuner. Il met même en garde ceux qui ne s'autorisent aucune récupération après le repas – l'absence de sommeil postprandial peut être nuisible, et empêche la nourriture de bien se fondre dans l'estomac. À méditer les jours où une forte envie de sieste vous saisit alors qu'un assoupissement n'est ni possible ni autorisé.

La juste sieste hippocratique

Le plus tôt possible après le repas
Pendant moins de vingt minutes
Dans une pièce fraîche et aérée
Jamais le matin
Jamais à la tombée de la nuit
Plus courte l'hiver que l'été

LES EXERCICES DE GALIEN

On reconnaît les grands maîtres, en médecine comme ailleurs, à la qualité des disciples qu'ils inspirent. Le meilleur des disciples d'Hippocrate est Claude Galien. Hippocrate, dit-on, a semé ; Galien a cultivé. Il est celui qui a le plus souvent cité Hippocrate. Selon Jacques Jouanna, il cite son maître plus de deux mille cinq cents fois dans son œuvre. Claude Galien est né en 129 à Pergame, une ville aujourd'hui turque connue à l'époque pour sa bibliothèque et son Asclépiéion, lieu de culte et centre médical. Trois aventures l'ont inspiré. D'abord en soignant des gladiateurs, puis en consolant un ami qui avait perdu tous ses livres dans un incendie. Enfin, il est devenu le médecin personnel de l'empereur philosophe Marc Aurèle. Et tous deux ont inventé un art de vivre adapté à toutes les situations du quotidien.

Avant de s'occuper de ses gladiateurs, Galien s'est formé à Alexandrie puis à Rome. Dès le début de ses études, Galien a revendiqué une sagesse concrète, mise en pratique dans les moindres gestes. Comme Hippocrate, Galien croit en la valeur du travail comme de l'apprentissage prolongé. Il s'étonnait que ses collègues fassent l'éloge de son maître sans mettre en pratique ses principes. C'est ce qui arrive, disait-il aux athlètes qui désiraient être vainqueurs aux Jeux olympiques mais ne faisaient pas ce qu'il fallait pour obtenir leur trophée. Cela se produit aussi pour la majorité des médecins qui louent Hippocrate et le considèrent comme le premier de tous. Mais ses faux disciples ne font pas l'effort d'apprendre la science médicale.

Galien attend du médecin qu'il soit avant tout désintéressé, qu'il enseigne le bon sens et le démontre par sa pratique autant que par son mode de vie. Galien conclut ainsi sa leçon de médecine : « Il faut de la philosophie pour exercer honorablement la médecine... et on voit que tant de gens cupides sont plutôt des vendeurs de drogues que de véritables médecins. »

Hippocrate estimait qu'il était nécessaire de connaître la nature du corps avec exactitude. Selon lui, elle est le commencement de tout raisonnement en médecine. Galien se fâche contre ceux qui ont oublié cette évidence. Il s'étonne que certains exercent la médecine en ignorant la substance, la texture, la forme, la grandeur ou la connexion de chaque partie du corps.

La force de l'expérience

À la manière des sages chinois, Galien se fait défenseur de l'expérience. Au-delà de la réflexion, c'est l'expérience qui fait progresser :
« Vous n'oseriez pas dire qu'un tisserand ou un cordonnier peut devenir un bon ouvrier sans apprentissage et sans s'être exercé. On ne peut pas plus être sage, juste, habile dans la connaissance de la nature sans maître et sans pratique. »

L'exemple des gladiateurs

À vingt-huit ans, Claude Galien, philosophe, est nommé entraîneur et soigneur d'une équipe de gladiateurs. Le médecin se confronte alors à la rudesse des combats et à l'esprit fruste des combattants dont il a la charge. Il entretient aussi bien leur corps que leur esprit. Il les console, les encourage, traite leurs blessures en y appliquant de l'huile ou du vin. Peu de choses, en définitive, en comparaison de ce que les gladiateurs vont lui apprendre : l'importance des forces de l'esprit, encore plus vitales que la puissance des muscles. Un gladiateur vainqueur ou survivant doit se sentir invulnérable. Il se sent brave et cette seule croyance suffit à le rendre courageux. Dans un combat singulier, il ne suffit pas d'être le plus fort. Il faut aussi le savoir et trouver comment utiliser sa force, qu'elle soit physique ou mentale. Un gladiateur hésitant ou pessimiste n'a que très peu de chance de survivre dans l'arène.

Galien découvre au contact de ses gladiateurs que le sentiment de sécurité ne dépend pas de la vraie sécurité, et qu'on se protège aussi bien avec son esprit qu'avec ses armes ou ses poings. Si sa confiance cède, le combattant est autant en danger que si ses bras ou ses jambes ne répondent pas. Galien use du même mot, *pathé*, pour désigner les maladies du corps et celles de l'âme. Selon lui, il y a trois domaines à protéger :

Le **cerveau** qui abrite le raisonnement.

Le **cœur** qui produit la colère et les émotions.

Le **foie** à l'origine du désir.

En s'intéressant au cerveau comme au cœur, les recherches actuelles lui donnent raison.

Une équipe de psychologues américains a adapté le programme d'entraînement des gladiateurs à notre époque. Ils ont proposé d'entraîner les points forts, les capacités de résistance et de repérer les faiblesses afin de les dépasser. Le but étant de rechercher les principales forces de caractère. Selon eux, les plus utiles pour les gladiateurs modernes sont :

La conscience de soi. Savoir ce que l'on aime, ce que l'on déteste, ce qui anime et ce qui agace.

L'optimisme. Un gladiateur pessimiste n'avait aucune chance de survie, même en dehors de l'arène. Celles et ceux qui croient en eux, en leur potentiel présent et à venir, réussissent mieux. Ils ont un corps et un esprit en meilleure forme.

L'implication. Cela consiste à se sentir concerné et engagé dans ses actions. Vous n'imaginez pas un gladiateur peu impliqué dans ses combats, portant son sabre en rêvant. La situation est la même au travail, avec des amis ou en famille. L'implication rend plus efficace et crée autour de soi plus d'amitiés et de relations.

Le calme. Il est parfois spontané, donné comme un présent pour celles et ceux qui ont une bonne nature. Ceux qui ne l'ont pas peuvent l'entraîner. Le calme se conquiert par un travail sur le corps autant que sur l'esprit.

L'acceptation. Elle n'a rien à voir avec le fatalisme. Le bon gladiateur combat même quand les oracles ou les pronostics sont contre lui. L'acceptation conduit à faire la différence entre ce que l'on peut changer et ce qui ne nous est pas accessible. L'objectif de l'acceptation est d'essayer de bouger ce qui peut l'être ou ce qui est à sa portée, et de tolérer le reste. Le gladiateur, par exemple, acceptait son statut, ses dangers, mais il défendait quand même sa chance. À l'occasion, souvenez-vous de Spartacus ; il pouvait même se rebeller.

L'entraînement et le développement de soi. On ne naît pas gladiateur, on le devient. Tous les autres métiers s'apprennent, tout comme se forgent les forces de caractère que l'on ne possède pas. Cela peut être la capacité à communiquer, à travailler, à reconnaître ses pensées ou ses émotions.

L'estime de soi. Même au cœur du danger, croire en ses possibilités de survie fait du bien. Se croire brave, c'est déjà être brave. S'estimer à sa juste valeur, sans défaitisme ni excès de confiance, est la base du bon sens.

La compétence. Il y a deux compétences utiles, dans l'arène comme ailleurs. Il y a la vraie compétence, celle qu'on entraîne, avec des exercices, et la compétence ressentie.

Pour aller encore plus loin dans votre entraînement de gladiateur, vous pouvez vous inspirer des thérapies les plus modernes et remplir un carnet MFC (Mes Forces de Caractère). Notez-y vos points forts, ceux que vous avez encore à travailler et ceux qui vous manquent. Imaginez que vous ayez à entrer dans une arène antique, qu'elle soit familiale, professionnelle ou amoureuse, vous aurez bien intérêt à avoir rempli avant votre carnet MFC.

Les salons anglais du XIXe siècle avaient inventé un jeu proche du carnet MFC, appelé Confessions. Le jeu consiste à poser ou se poser des questions révélant ses forces de caractère et ses réussites. Les questions restent pertinentes aujourd'hui :

Votre vertu (ou votre force de caractère) préférée ?

Votre qualité préférée chez une femme ?

Votre qualité préférée chez un homme ?

Votre qualité principale (physique, psychologique ou autre...) ?

Votre idée du bonheur ?

Votre plat et votre boisson préférés ?

La première consolation médicale de l'histoire

La première vraie psychothérapie de l'histoire est sans doute l'œuvre de Galien. Elle commence par un accident de vie que subit le médecin. Sous le règne de l'empereur Commode, Galien perd du jour au lendemain tous ses livres, ses traités de médecine et de philosophie, emportés dans un grand incendie qui détruisit une partie de Rome. Après une telle disparition, il a néanmoins trouvé une manière aussi originale qu'efficace de se consoler : il a appris à réconforter ceux qui avaient également été touchés par l'incendie. Il s'est guéri en devenant guérisseur.

Les causes de la tristesse, selon Galien

Les comportements qui rendent tristes sont :
- la colère,
- l'emportement,
- s'adonner aux beuveries, aux courtisanes et aux banquets,
- manger improprement des gâteaux,
- s'émouvoir d'une perte d'argent ou d'un déshonneur.

On protège sa santé en s'écartant des mauvaises amours ou passions que sont l'envie, l'excès de désir, l'amour de la querelle, de la gloire et du pouvoir. La plus vile des passions atteint les jaloux, les envieux, tous ceux que la fortune, la chance ou la richesse des autres chagrinent.
Les recherches actuelles sur la biologie du cerveau retrouvent presque tous les facteurs de Galien.

On s'est longtemps demandé comment Galien avait pu supporter ses malheurs après l'incendie. Comment avait-il appris à consoler ceux qui subissaient les mêmes ? La redécouverte d'un de ses manuscrits inédits dans le monastère des Vlatades à Thessalonique, traduit par deux spécialistes de Galien, Véronique Boudon-Millot et Jacques Jouanna, nous apporte un début de réponse. Le texte appelé *Ne pas se chagriner* raconte en détail comment Galien a guéri un ami qui avait lui aussi perdu ses biens dans un incendie. Ce texte est l'une des premières descriptions en direct d'un travail sur l'esprit. Galien apprend comment ne pas céder au découragement. On ne sait pas s'il écrit à un ami ou à un patient. Le bénéficiaire de ses soins est resté anonyme. On sait seulement que Galien prend le temps de rédiger pour son confident de longues lettres. Si l'on voulait écrire un guide moderne d'initiation à la psychothérapie, il suffirait de s'inspirer de ces lettres et du programme qu'elles proposent.

L'avance de la parole : Pour commencer, Galien raconte sa propre vie. Il prend l'exemple de ce qui lui est arrivé au moment de l'incendie de Rome en 192. Il avait tout perdu, ses livres, les livres des philosophes qu'il avait rapportés de ses voyages et les médicaments qu'il avait fabriqués lui-même. Galien s'expose, parle de lui. Les psychologues modernes diraient qu'il fait l'avance de la parole. Il pose des mots en premier pour en recevoir d'autres. À l'occasion, il se donne en exemple. En se préparant au choc, il avait depuis longtemps renforcé son esprit par de bonnes habitudes physiques et intellectuelles.

Noter ce qui reste plus que ce qui est perdu : Galien s'efforce de trouver des événements qui rendent le malheur plus supportable. L'histoire qui l'inspire le plus est celle d'Aristide de Cyrène, un riche patricien qui dut se séparer d'un des quatre champs qu'il possédait. Quand un de ses amis lui demande s'il est triste, Aristide répond : « Pourquoi se chagriner ? Je possède encore trois champs et toi tu n'en possèdes aucun. Tu es plus à plaindre que moi. » Celles et ceux qui vont bien regardent ce qu'ils ont et ce qui leur reste plus que ce qu'ils ont perdu ou manqué. La psychologie moderne raisonne de la même manière. Elle apprend à faire un inventaire volontaire de ses réussites. Spontanément, on remarque plus ses manques et ses pertes. Noter ce qui nous reste acquis demande plus d'effort mais produit du bien-être.

L'exercice du contraste et de la comparaison : L'exercice des trois champs restants illustre la technique du contraste et de la comparaison. Elle sera reprise par toutes les stratégies modernes de pensée dite positive.

Compare ta situation au pire que tu peux imaginer.

Compare ce que tu as perdu à ce que d'autres ont perdu.

Compare ce que tu as perdu à ce qui te reste.

Compare ton chagrin aux plus grands exemples de chagrin que peut te donner l'histoire.

Par la force de cette mise en situation, on n'est plus seul au centre de l'angoisse. On ne se prend plus pour le plus malheureux ou la plus malheureuse.

La conjuration-consolation : Galien donne aussi un étonnant conseil à son ami. Il faut se préparer par l'imagination au malheur pour rester heureux. Il faut chaque jour imaginer le pire pour le conjurer. Galien décrit sa technique d'anticipation-conjuration. Elle est aussi rigoureuse que l'entraînement d'un gladiateur. Cette protection s'inspire d'un personnage connu dans l'Antiquité : l'empereur grec Mithridate. Comme l'empereur craignait que ses ennemis ou ses rivaux ne l'empoisonnent, il s'était habitué aux poisons, en en consommant chaque jour une petite dose pour s'immuniser. En quelques années, sa « mithridatisation » avait réussi. Il avait développé une résistance aux poisons qui l'empêcha d'être empoisonné par ses ennemis. La mithridatisation l'a également empêché de se suicider. Quand, à la fin de sa vie, il a voulu échapper aux Romains en se tuant lui-même, il n'a pas réussi à s'empoisonner. Il a dû demander à son garde du corps gaulois de le tuer par l'épée.

La défense de Galien ressemble à celle de l'empereur grec. « Je mets chaque jour dans mon esprit des calamités. Si j'en subis une un jour, elle ne mordra pas mon âme parce que je ne serai pas surpris. » Pour Galien, l'homme sage et de bonne humeur garde présent à l'esprit ce qui pourrait lui arriver de pire comme catastrophe. En comparant ce qu'il vit vraiment et ce qu'il risque, il se satisfait de son sort.

Guider ses pensées : Bien avant que l'on ne démontre les bienfaits des rêveries guidées ou du travail sur le discours intérieur, Galien engage son ami chagriné à exercer les « représentations de son âme ». Nous dirions aujourd'hui qu'il lui apprend à orienter ses pensées vers des émotions positives. Il l'entraîne à se parler et à construire un dialogue solitaire qui lui fait du bien.

L'abnégation protectrice : Galien avait été conditionné par son père à ne pas prendre au sérieux les honneurs ou les malheurs. Il considère son œuvre, sa renommée, sa richesse comme des choses de peu d'importance. Comment celui qui pense que les réussites ou les richesses ne comptent pas peut-il ressentir de la peine quand il en est privé ? Il y a dans cet entraînement de l'esprit une ébauche des techniques de renoncement qui protègent. Elle annonce les thérapies modernes d'acceptation. On s'entraîne à ne pas réagir, à ne pas répondre, à recevoir les événements et les émotions avec le moins de jugement possible. Les plus grandes victoires de l'esprit se remportent sans combat, seulement par résistance et indifférence acquise.

Assouplir sa pensée

Les psychologues américains du programme MemFlex se sont inspirés, sans toujours le savoir, de la technique de consolation de Galien. Selon eux, les qualités les plus utiles pour résister à un stress sont la **souplesse de pensée** et la **mémoire positive**.

Entraînez votre mémoire « gaie »

Voici trois situations qui donnent l'occasion de stimuler sa mémoire gaie. Cherchez, sur un mois, des souvenirs de réussite dans trois domaines faciles d'accès :

1. L'amitié.
Comment vous faites-vous de nouveaux amis ? Souvenez-vous des derniers amis que vous avez rencontrés. Comment vous êtes-vous comporté ? Qu'avez-vous réussi pendant ce rendez-vous et qu'aimeriez-vous changer ? Qu'est-ce qui plaît chez vous ?

2. Les conflits.
Comment résolvez-vous les conflits ? Souvenez-vous de votre dernier conflit avec un ami, un parent ou un collègue de travail. Comment vous en êtes-vous sorti ? Qu'avez-vous fait de bien ? Comment auriez-vous pu vous en sortir mieux ?

3. Autorité et pouvoir.
Comment abordez-vous celles et ceux qui ont du pouvoir sur vous ? Que leur demandez-vous ? Quels sont vos points forts ? De quelle manière seriez-vous plus efficace ?

Les inventeurs de MemFlex se sont aperçus que nous avons dans notre cerveau une mémoire triste et une mémoire gaie. Ils ne sont pas loin de montrer que ces deux mémoires ne sont pas portées par les mêmes neurones. La mémoire gaie engrange les souvenirs de réussite, l'autre mémoire se souvient des échecs. La bonne nouvelle est que la mémoire gaie peut s'entraîner. Si on la stimule, elle remplace progressivement la mémoire triste. Comme un muscle que l'on travaille, on développe sa mémoire gaie en trouvant pour chaque souvenir triste une autre explication, une pensée alternative moins déprimante. Cela va aussi avec un apprentissage de la souplesse du raisonnement. À en croire les psychologues de MemFlex, encore plus ambitieux que Galien, six jours d'entraînement suffisent à changer son type de mémoire et à assouplir sa pensée.

Le philosophe Épictète est, comme Hippocrate, né en Grèce. Il a vécu à Rome dans une maison ouverte à tous. Ses conseils ont largement inspiré ses contemporains, et prolongent les bonnes ordonnances de pensée et de vie d'Hippocrate ou de Galien.

L'anticipation : Si tu vas te baigner, représente-toi ce qui arrive aux bains, les gens qui vous éclaboussent, qui vous bousculent, qui vous injurient, qui vous volent. Ainsi, tu seras plus sûr de toi en allant te baigner. Et qu'il en soit ainsi pour toutes tes actions.

La distance : À toute idée pénible prends soin de dire : tu es une idée et tu n'es pas du tout ce que tu représentes. Puis examine ton idée et sois capable de dire : cela ne me concerne pas.

Ce qui trouble les hommes, ce ne sont pas les choses, mais les jugements qu'ils portent sur ces choses. Ainsi, la mort n'a rien de redoutable. Même à Socrate elle n'a pas paru redoutable. Mais le jugement que nous portons sur la mort en la déclarant redoutable, c'est ce qui est redoutable.

La force : À chaque accident qui t'arrive, souviens-toi en te repliant sur toi-même de te demander quelle force tu possèdes pour en tirer usage. Si tu te sens fatigué, tu trouveras l'endurance. Contre une injure tu trouveras la patience. Si tu es trop séduit, tu trouveras une force contre la séduction : la tempérance.

La concentration : Au cours d'une traversée, si un navire s'arrête, tu peux ramasser un coquillage ou un oignon. Mais il faut que ta pensée soit toujours tendue vers le navire et que ton visage sans cesse y soit tourné, de peur que par hasard le pilote ne t'appelle. Et s'il t'appelle, il faut tout laisser là. Il en est de même dans la vie.

La vie comme un festin : Souviens-toi que tu dois te comporter comme dans un festin. Le plat qui circule t'arrive ? Tends la main et prends modérément. Il passe loin de toi ? Ne le recherche pas. Il tarde à venir ? Attends jusqu'à ce qu'il arrive à toi. Cette intelligence sociale peut s'exercer avec ses enfants, sa femme, ses charges publiques et sa richesse.

Une pièce à être heureux selon les principes de Galien ou d'Hippocrate

Ces conseils viennent d'Alice Liang, architecte à Toronto. Elle décrit un espace idéal pour se détendre. Aménagez-vous une pièce à être heureux, et inspirez-vous de ces conseils de décoration :

- Une lumière naturelle venant des fenêtres, avec de préférence une vue sur la nature.

- Des éclairages multiples avec un lustre et une lampe plus douce, sans éclairage fluorescent au plafond.
- Des murs couverts de matières chaudes.
- Des taches de couleur stimulantes : le violet et le bleu pour faire baisser le stress, du rouge et de l'orange pour stimuler.
- Des meubles simples et pas trop encombrants.
- Des « diversions positives » comme un aquarium ou des plantes.
- Un silence amélioré par une musique tranquille.

Changez vos fausses croyances

Nous nous sommes longtemps demandé, dans mon hôpital comme dans d'autres, comment agir sur un comportement simple : de quelle manière inciter les médecins à se laver plus régulièrement les mains ? Il y a eu des campagnes d'information sur les dangers du manque d'hygiène pour les médecins. Aucun effet. Puis d'autres affiches ont expliqué que l'on mettait les patients en danger quand on ne se lavait pas ou pas assez bien les mains. C'est désolant, mais cette deuxième campagne n'a guère eu plus d'impact que la première. La situation est restée bloquée jusqu'à ce qu'un laboratoire d'hygiène ait une idée terriblement efficace. Ils se sont inspirés de l'expérience d'une biologiste californienne. Ils ont plongé les mains des médecins dans une boîte remplie d'une gelée étrange. Cette gelée révélait les bactéries présentes sur les mains. On mettait la gelée en culture et on attendait pour voir si elle révélait ou pas la présence de bactéries. Au bout de quelques jours, les médecins qui ne se lavaient pas assez les mains ont eu une drôle de surprise. La gelée qu'ils avaient touchée avec leurs mains était infestée de bactéries. La même expérience a été réalisée avec des médecins qui s'étaient bien lavé les mains. Chez eux, les bactéries ne poussaient pas sur la gelée révélatrice. Cette image des bactéries envahissant une gelée qu'ils avaient touchée a eu plus d'effet que toutes les campagnes d'information et de prévention. Les médecins réfractaires au lavage de main ont changé de point de vue. Ils ont modifié leur manière de penser. Quand ils ne se lavaient pas les mains, ils imaginaient la présence de bactéries se promenant sur leurs doigts. Dès lors, ils ont pris le lavage des mains très au sérieux.

Ce changement de comportement donne autant une leçon de psychologie que de bon sens. Pour agir sur son comportement de la manière la plus rapide et la plus efficace, il faut changer ses certitudes. Cette observation est la base de la psychologie cognitive ou psychologie des croyances. Elle se nourrit de l'expérience de Galien et l'adapte à notre actualité. Ses applications sont infinies. Celui qui est timide est sûr que les personnes inconnues sont des menaces ou qu'elles n'ont pas d'intérêt pour lui. Les femmes ou hommes tristes se croient sans importance ou condamnés à l'échec. Les croyances les plus gênantes et les plus utiles à changer sont :

– la **généralisation** (je tire des conséquences définitives d'une difficulté),

– l'**abstraction sélective** (je ne regarde que le négatif et j'oublie mes réussites)

– la **pensée en tout ou rien** (soit je suis parfaitement heureux, soit je suis le plus malheureux ou la plus malheureuse).

Le plus simple pour changer ses fausses croyances est de commencer à les noter, jour après jour. On le fait comme s'il s'agissait des mots d'une langue étrangère. Dès que l'on s'habitue à les repérer, elles perdent de leur pouvoir. Le stade d'après consiste à les remplacer par des croyances alternatives moins toxiques, plus souples et finalement plus chargées en bon sens.

Vous pensez par exemple que vous n'avez rien d'intéressant en vous. Puis, peu à peu, vous découvrez vos talents et vous vous reconnaissez comme quelqu'un qu'on gagne à écouter. Vous vous trouvez un physique ingrat jusqu'à ce que vous changiez d'idée, vous vous trouviez « normal », puis séduisant, et vous le devenez vraiment.

HIPPOCRATE AUJOURD'HUI ?

Hippocrate aujourd'hui continuerait à défendre l'esprit scientifique en médecine. Toute sa vie, il a lutté contre ceux qui prédisaient l'avenir en observant le vol des oiseaux ou en analysant les viscères des animaux sacrifiés. Il se moquait aussi de ceux qui prétendaient influencer l'avenir par des passes magiques. Son esprit de rigueur reste plus que jamais utile. Il fait la différence entre prédiction, imposture et choix éclairé par des études validées. Les avis les plus chargés de bon sens peuvent changer parce que justement il est possible de les remettre en question. Ils sont ouverts à l'expérience, à la contradiction ou la réfutation. Grâce à l'esprit d'Hippocrate, on peut les préférer aux vieux dogmes jamais discutés. Nous vivons plus que jamais sous le règne de l'anti-hippocratisme. Les nouveaux dogmes sont des modes, des rumeurs propagées par Internet ou des avis de spécialistes auto-proclamés qui ne présentent pas les sources de leurs opinions.

L'autre leçon d'Hippocrate est qu'il faut protéger sa santé des vrais risques – et non des risques imaginaires. Face à ceux qui croient à l'existence de dangers que l'on nous cache, Hippocrate rappellerait le cœur de la médecine. Les vraies menaces sur notre santé ne sont pas si nombreuses. Et elles sont connues. Elles viennent des toxiques licites ou interdits, de la sédentarité et d'une mauvaise alimentation. À celui qui voudrait se protéger de maladies encore inconnues ou des effets de radiations mystérieuses sur son cerveau en continuant de fumer, Hippocrate lui dirait de commencer par arrêter la cigarette.

Enfin, l'esprit d'Hippocrate rappelle que la santé est aussi universelle que personnelle. Les principes qui la protègent sont généraux mais tout conseil doit être adapté à celui qui le reçoit. L'une des victoires d'Hippocrate a été de faire de la médecine un art de la relation. Un médecin discute avec son patient, entre en contact avec lui et lui propose un avis en lien avec sa nature, ses besoins et ses attentes. Il n'y a pas de mode de vie idéal convenant à tout le monde. Le chemin vers la santé n'est pas le même pour tous. Il dépend des points forts de chacun comme de ses faiblesses.

Mesurez votre bien-être hippocratique

Les questions qui suivent sont tirées d'une échelle de bien-être, l'échelle de Warwick-Edinburgh. Elle a été développée par l'université de Warwick et l'université d'Edinburgh. Sa version complète a été traduite en français par le psychiatre français Nicolas Franck. Ces huit questions vous donnent une idée de votre bien-être :

– Je me sens la plupart du temps détendu.
– Je me sens le plus souvent utile.
– Je trouve que j'ai assez d'énergie.
– Je m'intéresse aux nouvelles choses.
– J'ai confiance en moi.
– J'arrive à résoudre la plupart des problèmes auxquels je suis confronté.
– Je m'intéresse aux autres.
– J'ai l'impression que ma pensée est claire.

Si vous avez entre cinq et huit réponses positives, vous maîtrisez bien le bonheur hippocratique. Continuez !

En dessous de deux réponses positives, vous pourriez apporter quelques changements à votre manière de manger, de penser et de bouger. Relisez Hippocrate pour y chercher des sources d'inspiration.

Entre trois et quatre réponses positives : tout ne va pas si mal.

Accessoires de bonheur hippocratique

Une boîte à épices
Pleine de curcuma et de safran.

Une source de vitamines
Une cuillère d'huile de foie de morue ou du foie de morue.

Un régime stimulant
Des brocolis, des graines de sésame, de citrouille et de courge.

Un bon médecin ni perfectionniste ni agressif
Il connaît ses limites, traite les vrais soucis et ne fait pas de mal.

Une paire de chaussures de sport
Parce que le mouvement est le meilleur médecin.

Un inventaire de ses forces de caractère
Avec toutes ses qualités notées sur un carnet.

Un catalogue de ses bons souvenirs
Pour guérir de la mémoire triste.

EXERCICES DE SANTÉ HIPPOCRATIQUE

Arrêtez les contraintes ou exercices inutiles

Cherchez dans ce que vous vous interdisez ce qui est justifié médicalement : c'est à continuer. Quant à ce qui relève de la mode ou de la superstition : autant vous en débarrasser.

Prenez aussi souvent que possible trois jours de vacances hippocratiques

Il faut se les offrir, dans un lieu sans pollution, avec beaucoup de temps passé à regarder le ciel ou la nature. Pendant ces jours de détente, multipliez par deux votre niveau d'activité physique habituel.

Marchez après une journée difficile

Prenez 15 minutes pour marcher en plein air. Vous ressentirez encore plus de détente si vous chantez ou si vous écoutez en silence les bruits de la nature. Concentrez-vous sur les couleurs du ciel et des arbres.

Faites vous-même la cuisine

Choisissez des aliments plus sains, sans ajouter de produits chimiques, ni de conservateurs. Concentrez-vous sur l'instant présent et faites le plein de sensations et d'émotions positives. Après la préparation culinaire, vous aurez moins faim parce que vous serez moins pressé. Vous en apprécierez d'autant plus ce que vous mangez.

Si vous êtes végétarien, ajoutez du fer et de la vitamine B12 à votre alimentation

Hippocrate était, selon les témoignages, soit complètement végétarien, soit un très petit mangeur de viande. Les études récentes confirment que le régime végétarien doit être compensé en fer (contenu dans le soja, le tofu, les germes de blé, les épinards, les lentilles) et en vitamine B12 (présente dans le lait, les fromages, les œufs).

Rechargez-vous en zinc

Les aliments riches en zinc stimulent sans faire prendre de poids. Vous avez le choix entre les graines de sésame, de citrouille, de courge, les noix de cajou ou encore l'avoine.

Redécouvrez les tisanes

Hippocrate soignait toutes les maladies avec de la ptisane, une décoction d'orge. Testez d'autres goûts, le zaatar, le thym ou le romarin. Les plus fortunés peuvent s'essayer au safran. Ceux qui y croient peuvent tenter le curcuma.

Vivez une vraie détox

Les vrais toxiques sont connus. Ils justifient de vraies cures de désintoxication. On se débarrasse d'autant mieux de ce qui nous fait du mal qu'on ne se trompe pas d'objectif. Ciblez le tabac, l'alcool en excès, les sucreries et la sédentarité (moins de trente minutes de mouvement ou d'activité physique par jour).

Goûtez souvent aux bienfaits de la sexualité

Hippocrate a décrit le premier la maladie des amours tristes. On découvre aujourd'hui les bienfaits de la sexualité sur le cœur, l'humeur et la santé en général.

Prenez des bains

Expérimentez l'effet de l'eau chaude, tiède ou froide. Prenez vos bains en mer, en piscine, dans un centre de balnéothérapie ou dans une simple baignoire.

Faites confiance aux personnes souriantes

Hippocrate avait révélé la sagesse d'un philosophe rieur pris à tort pour un fou. Entraînez votre sourire, et renforcez ainsi votre santé. Le simple fait d'écarter les pointes de vos lèvres pour sourire augmente les molécules cérébrales porteuses de bonne humeur.

Tenez un carnet MFC

Notez ce que vous avez de meilleur en vous, vos forces de caractère, vos réussites, vos charmes. Le carnet des défauts se remplit seul. Il faut un peu d'habitude et d'effort pour compléter son carnet MFC (Mes Forces de Caractère).

Entraînez votre mémoire gaie

Elle se développe en notant ou gardant à l'esprit les émotions positives. Peu à peu, elle laissera moins de place autour d'elle. Elle grignotera les souvenirs tristes.

Corrigez trois croyances toxiques

Repérez-les et remplacez-les par des pensées plus fonctionnelles. Ces pensées toxiques sont celles qui vous poussent à généraliser à partir d'un détail, à penser en tout ou rien, à ne voir que les aspects négatifs d'une situation.

Installez-vous une pièce à être heureux ou heureuse

Travaillez la lumière naturelle, couvrez les murs de matière chaude, de couleur stimulante. Osez l'impossible ; du violet, du bleu, du rouge, de l'orange. Ajoutez un aquarium et une musique relaxante.

4. LES ALCHIMISTES DU CERVEAU

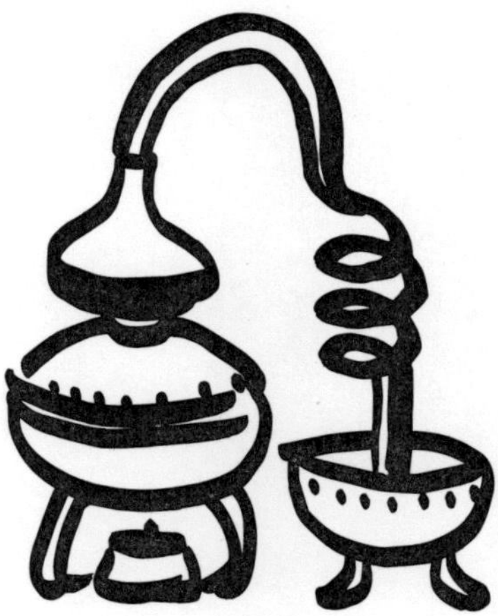

« Ne sois pas un autre si tu peux être toi-même. »

« Si nous connaissions bien notre esprit, rien ne nous serait impossible sur terre. »

« Souvent, il n'y a rien dessus, tout est dessous. Cherchez. »

Paracelse

Avec le temps des alchimistes, nous arrivons dans un monde de mystère, de dangers, de parchemins que l'on se transmet sous le manteau, qui se perdent ou se volent. Mais les plus grands secrets des alchimistes ne sont pas là où on le croit. La révélation majeure de l'alchimie ne tient pas dans ses formules magiques. Son plus grand pouvoir se cache dans deux idées qui transforment la vie dès lors qu'on les accepte. La médecine du bon sens les utilise encore aujourd'hui :

La chimie permettait, avec de bonnes expériences, de transformer le fer en or. Les nouveaux alchimistes sont ceux qui changent la composition de leur cerveau par leur mode de vie. Ils créent mieux que de l'or. Ils fabriquent pour eux-mêmes et les autres des molécules naturelles du bonheur.

L'optimisme des alchimistes ne doit pas se perdre. Ils avaient confiance en leurs alambics et leurs potions. Les optimistes d'aujourd'hui appliquent au quotidien le résultat des recherches sur la santé du corps ou de l'esprit.

L'alchimiste le plus raisonnable, celui qui rechercha la santé plus que la pierre philosophale, était Paracelse. Né en 1493 en Suisse sous le nom de Philippus Aureolus Theophrastus Bombast von Hohenheim, il a latinisé son nom à dix-sept ans, comme c'était l'usage et la mode pour les étudiants de son temps. En entrant au collège de Bâle, Théophraste von Hohenheim est donc devenu Paracelse. Il y a plusieurs explications dans le choix de ce nom. Il a peut-être rendu hommage à Celse, un médecin romain disciple d'Hippocrate. En outre, Paracelse signifie aussi « vers le haut » si on accole le mot grec *para* (près de) au latin *celsus* (élevé).

L'OPTIMISME MOLÉCULAIRE

Pour tous les alchimistes, il est possible de changer ce qui paraît immuable. Avec beaucoup d'effort et de confiance, le fer peut devenir de l'or. Même si leurs expériences échouent, les alchimistes gardent la foi dans leur intelligence. Ruinés ou persécutés, ils continuent de croire qu'ils peuvent transformer les métaux ou les destins. Une de leurs décoctions magiques offrira à l'humanité la santé, voire la vie éternelle, ou presque. Si les alchimistes ont tant confiance dans leurs expériences secrètes, c'est qu'ils connaissent bien la chimie. Ils l'adaptent à leurs rêves ou leurs désirs. Paracelse, qui avait perdu sa mère très jeune, s'est longtemps promené avec son père médecin dans la campagne suisse. Il y a découvert les plantes vénéneuses ou bienfaisantes, celles qui trouvent leur place dans les potions médicinales et celles qui empoisonnent.

Selon René Allendy son biographe, Paracelse a suivi son père à Villach, dans le Tyrol autrichien. La petite ville minière ne vit que par et pour la chimie. Les banquiers Fugger y possèdent les mines de fer, de plomb et de cuivre dont ils tirent de grandes richesses. Ils vendent leurs trésors chimiques aux papes et au roi Charles Quint qui les élèvera à la dignité de comtes d'Empire. Dès son enfance, Paracelse apprend que la chimie rend riche et puissant ceux qui en maîtrisent les secrets. Il observe aussi le travail de son père, professeur de sciences chimiques le jour à l'École des Mines puis chercheur amateur en alchimie le soir dans son laboratoire personnel. Le père et le fils progressent ensemble. Ils apprennent à transformer en plomb le minerai venant de la terre.

Toute sa vie, Paracelse respectera et admirera ce qui vient de la nature et en particulier de la terre. Quand il cherche des nouveaux traitements, c'est à la chimie qu'il fait confiance. Dès ses premières consultations, Paracelse administre à ses patients une thérapeutique qu'il appelle minérale. Son idée est que la matière possède une énergie cachée dont l'homme peut profiter pour guérir ou rester en bonne santé. Dans son *Archidoxe magique*, que cite René Allendy, Paracelse expose sa foi en la nature et dans les molécules : « Personne ne saurait démontrer que les métaux sont morts ou privés de vie. Leurs sels, soufres et quintessences ont une très grande force pour activer et soutenir la vie humaine. Je l'affirme, les métaux, les pierres, de même que les racines, les herbes et tous les fruits sont riches de leur propre vie, à cette différence près que le moment astrologique intervient pour le travail et la préparation des métaux. »

En bon alchimiste, Paracelse mélange un peu tout : le monde et l'individu, la médecine et la nature, la science et la magie. Il s'intéresse particulièrement à l'âme, et estime qu'il y a une part visible faite de chair et de sang et une part invisible qui communique avec les astres. De l'âme invisible viendraient l'imagination, la réflexion et les émotions. Imaginez que Paracelse ait eu sous la main les dernières techniques d'imagerie du cerveau. Il aurait sans nul doute cherché à localiser dans les hémisphères, le lobe frontal ou les zones profondes du cerveau les différentes fonctions de l'âme. Il aurait été étonné par ce que ces machines lui auraient révélé. Il aurait appris que la réflexion, le raisonnement sont plutôt portés par le cortex, à la surface du cerveau. Que les émotions viennent surtout des zones centrales ou profondes du cerveau et que l'innovation et la motivation sont portées par le lobe frontal.

Selon Paracelse, pour être en bonne santé, nous avons besoin :

– de philosophie, de réflexion sur nous-mêmes et de compréhension de nos émotions, comme de nos manières de penser,

– d'une harmonie avec les astres ou le destin et de la protection par le sort ou le hasard,

– d'une bonne chimie naturelle qui protège l'arrangement des molécules du corps,

– de qualités de l'esprit comme la vertu, la bienveillance ou la gratitude.

Passant de la théorie à la pratique, Paracelse prescrit des solutions d'antimoine, de mercure, de zinc, de soufre ou encore une teinture d'opium qu'il appelle laudanum. On sait aujourd'hui que l'antimoine est un métal toxique. Son taux dans les urines augmente quand on fume ou que l'on boit des eaux en bouteille mal purifiées. Paracelse ne pouvait pas le savoir. Il ne possédait pas de matériel assez sérieux pour confirmer ses présomptions magiques. Malgré tout, Paracelse déborde d'idées originales et d'énergie créatrice. Pour obtenir des médicaments actifs, il vaporise ses produits, chimiques ou naturels, les transforme en gaz puis extrait leur essence. La cinquième essence qu'il produit s'appelle la **quintessence**. Pour les alchimistes, c'est la forme la plus efficace de tout produit censé guérir ou protéger. C'est à partir de là que Paracelse s'éloigne de la médecine raisonnable pour foncer vers la magie. Il espère que la quintessence lui fera accéder à la pierre philosophale, à la gloire ou à la richesse.

Paracelse n'a aucun doute quant aux pouvoirs de la pierre philosophale. Elle change le fer en argent ou en or, guérit les maladies du corps et de l'esprit, et prolonge la vie. Pour lui, la pierre philosophale était l'*alkahest*, à partir duquel se sont formés la terre, le feu, l'eau et l'air.

L'optimisme, une pierre philosophale

C'est une manière assez étrange mais efficace de pratiquer l'alchimie : faire confiance à l'optimisme. L'optimisme augmente les performances scolaires et professionnelles. Il rend de bonne humeur et diminue la sensibilité aux douleurs physiques. Les artères des optimistes sont en meilleure santé, moins exposées aux pics d'adrénaline subis par le pessimiste. Les optimistes ont de meilleures défenses immunitaires avec une plus grande résistance aux attaques des virus comme des bactéries. Même l'optimisme irréaliste fait du bien, à condition qu'il ne conduise pas à l'imprudence.

La dernière découverte sur l'optimisme montre que l'on peut entraîner cette qualité en s'obligeant à chercher aux situations banales des issues favorables. L'optimisme est une habitude de pensée que l'on possède naturellement ou que l'on peut travailler.

En chemin, Paracelse retrouve la médecine classique. Il invente la *chimiatrie*, ancêtre du traitement par médicaments, principes actifs ou chimiques. Il fait boire des philtres pour rendre au cerveau une bonne composition, un état qui laisse s'exprimer ce qu'il appelle l'esprit naturel. L'esprit naturel du cerveau est porté par les trois substances de base de l'alchimie : le soufre (l'âme), le sel (le cœur) et le mercure (l'esprit). Paracelse a avancé une autre idée qui intrigue encore aujourd'hui. Il l'appelle le principe de signature. Au nom des signatures, « les semblables soignent leurs semblables ». Il faut donc chercher des herbes ou des végétaux ressemblant aux parties du corps que l'on veut traiter. L'hermodacte ou doigt de Mercure est une racine ressemblant à un doigt. Elle guérit par effet de signature les déformations des doigts. Les plantes à latex augmentent la lactation des femmes et les plantes charnues font grossir, les végétaux en forme de cœur traitent le cœur, et ainsi de suite. Pour le cerveau ou les humeurs, Paracelse choisit les noix. Le fruit ressemble à un encéphale avec ses sillons et ses deux parties symétriques. Les recherches d'aujourd'hui donnent raison à Paracelse sur ce point. Les noix sont bénéfiques pour le cerveau. On retrouve dans les noix des oméga 3 et des composants qui font baisser le taux du cholestérol toxique pour les vaisseaux.

De Paracelse à Harry Potter

La dernière apparition de Paracelse se retrouve à l'école des sorciers de Poudlard. Il est même présent dans les paquets de *chocogrenouilles*. Si vous ne savez pas ce que sont les *chocogrenouilles*, interrogez un lecteur d'Harry Potter. Il vous apprendra que les *chocogrenouilles* sont une friandise à base de grenouilles en chocolat. Dans chaque paquet de *chocogrenouilles* se trouve une carte au nom d'un sorcier ou d'un magicien. L'une de ces cartes porte le nom de Paracelse. Pasteur ou Fleming peuvent être jaloux. Il faut croire que la magie résiste mieux au temps que la science « dure ».

RÉVEILLER SON ALCHIMISTE INTÉRIEUR

Les alchimistes ont continué à courir après la pierre philosophale en oubliant la plus grande leçon de Paracelse, la plus révolutionnaire : nous avons en nous un alchimiste tout prêt à nous préparer des composés naturels protégeant la santé. **L'alchimiste le plus puissant est l'alchimiste intérieur**. Pour Paracelse, il se cache dans l'estomac. C'est grâce à lui que nous nous débarrassons des toxiques, des poisons naturels venant du corps ou des dangers extérieurs apporté par l'air ou les aliments. La médecine moderne du bon sens s'est beaucoup inspirée de l'idée d'un alchimiste intérieur. Quand un traitement d'aujourd'hui a pour objectif de renforcer les défenses naturelles, il cible l'alchimiste intérieur, en lui donnant le plus de pouvoir possible.

Imaginez que nous partions à la recherche de notre alchimiste intérieur. Nous le trouverions dans notre cerveau ou dans notre microbiote. L'alchimiste du cerveau sait, à condition qu'on l'aide un peu, débarrasser du stress et de toutes les molécules toxiques qui vont avec. Chacun peut changer la chimie de son cerveau pour fabriquer ses molécules naturelles de bonne humeur. L'adrénaline, par exemple, est intimement liée à notre comportement. Son taux varie selon la manière de vivre et de penser. Quand la vie est calme, que les expériences agréables s'enchaînent, notre adrénaline baisse. Mais si nous nous sentons menacés, à tort ou à raison, nous faisons grimper notre taux d'adrénaline. Comme le font aussi les animaux, nous nous préparons à nous défendre. Et pour être le plus fort possible, on active sa fabrique à adrénaline. Les dangers imaginaires activent autant l'adrénaline que les vrais périls. Seul compte le degré de menace que l'on perçoit. L'adrénaline d'un toréador bien entraîné dans une arène est parfois plus basse que celle d'un homme ou d'une femme stressés qui s'attendent au pire dans leur fauteuil, même sans raison. Un véritable protocole espagnol l'a démontré – mais ce n'est pas une raison pour défendre la corrida ! Sous l'effet de l'adrénaline, le cœur s'accélère et la respiration devient plus rapide. Les vaisseaux sanguins se contractent pendant que la tension monte dans les artères. Le corps ainsi que l'esprit sont prêts à rendre coup pour coup. Cette réaction est utile pour mobiliser toutes ses ressources face à une vraie attaque. Mais si l'adrénaline reste haute alors qu'on ne risque rien, la défense peut devenir toxique. Il est épuisant de rester inutilement sur le qui-vive. Et les vaisseaux contractés en permanence risquent plus facilement de se boucher.

Jouer à l'alchimiste sur son adrénaline est l'une des manières les plus efficaces de protéger son corps comme son esprit. Il est possible de s'entraîner à faire baisser le stress, à réduire les croyances inquiétantes et par conséquent l'adrénaline. On l'empêche alors de prendre le contrôle. Les exercices de confiance en soi ou d'ouverture à l'instant présent calment l'adrénaline aussi sûrement qu'une expérience alchimique. Les simples mouvements des jambes ou des bras et toute activité physique régulière apaisent l'adrénaline. Il est aussi possible de s'entraîner à penser en « anti-adrénaline » en trouvant à chaque situation à l'issue imprévue des raisons d'espérer plus que de s'inquiéter.

L'alchimie de l'adrénaline

Commencez par penser à une situation qui vous angoisse. Représentez-vous au milieu d'une menace en compagnie de personnes hostiles. Lorsque cette situation est bien en place dans votre esprit, prenez votre pouls et calculez le nombre de pulsations pendant trente secondes. En multipliant par deux, vous obtiendrez votre pouls par minute.
L'expérience doit se dérouler en deux temps.
Ensuite, pendant dix minutes, concentrez-vous sur une musique qui vous plaît ou marchez lentement en regardant le ciel et en respirant en pleine conscience. Reprenez votre pouls à la fin de l'exercice : il aura forcément baissé. L'adrénaline accélérant votre cœur sous l'effet du stress, vous pouvez la faire baisser et ainsi ralentir votre cœur avec un exercice de tranquillité.
Le bon sens vous fait préférer les moments à adrénaline basse. Ils sont plus agréables à l'esprit et bénéfiques pour le cœur.

Mais les expériences alchimiques dans le cerveau ne se limitent pas à l'adrénaline. Les neurones peuvent produire sans risque d'autres substances secrètes plus puissantes que tous les stupéfiants de la terre. Le cerveau est capable de fabriquer ses hormones de réparation ou de croissance, ainsi que ses antidépresseurs naturels.

– Les morphines du cerveau ou **endorphines**, quand une activité nous fait plaisir ou que nous pratiquons un sport.

– L'**ocytocine**. Elle augmente quand nous rencontrons des amis, que nous tombons amoureux ou que nous passons du temps avec des femmes ou des hommes qui mobilisent des émotions qui nous plaisent.

– La **dopamine**, quand nous sommes surpris par une personne, une situation ou une activité nouvelle. Même un plat nouveau cultive la néophilie et la dopamine qui va avec.

– La **sérotonine** que notre intestin fabrique à partir du tryptophane. On trouve le précieux tryptophane dans le chocolat noir, le riz complet, les arachides, la banane, les amandes et les noix de cajou. Un régime normal n'est jamais carencé en tryptophane. Ce n'est pas une raison pour se refuser des petits plaisirs actifs sur la sérotonine avec des aliments agréables comme le chocolat noir le moins sucré possible, les amandes ou les arachides.

– Le **facteur de croissance des neurones**. Il fait pousser les neurones aussitôt que l'on exerce une activité physique régulière. L'action sur ce facteur de croissance protège de la perte des neurones due à l'âge. Vous entretiendrez mieux votre mémoire en bougeant, de préférence en groupe, plutôt qu'en restant fixé à votre bureau sur des exercices impossibles.

EXPÉRIENCES PRATIQUES D'ALCHIMIE CÉRÉBRALE

Pour les alchimistes, le son est un agent créateur. Les physiciens comme les religions leur donnent raison. Le monde vient pour les uns d'un bruit réorganisant le *big bang* et pour les autres d'une voix divine créatrice du ciel, de la terre puis de l'homme. Le son est pour Paracelse le principe secret à l'origine de la matière. C'est un esprit de vie. Dans le traité alchimique, *Mutus Liber*[1], encore appelé livre silencieux, deux anges, l'un descendant l'autre montant, dirigent leurs trompettes vers un alchimiste endormi sur le sol, lui envoyant des messages secrets dont il aura conscience à son réveil. Le plus élaboré des sons, celui dont on n'utilise pas assez les pouvoirs de guérison, est la musique. Les alchimistes considéraient la musique comme un « langage spirituel ». Selon eux, elle fait pénétrer dans l'esprit en une fois ce qui est essentiel à comprendre. Là encore, les recherches sur le cerveau leur donnent raison. La musique change la composition chimique du cerveau et la manière dont communiquent ses différentes zones actives.

1. Un des manuels secrets des alchimistes. Ce traité magique décrit en quinze images le chemin vers la réussite et l'immortalité, dans lesquelles les alchimistes trouvent un sens caché.

Un cerveau en harmonie

Pour les alchimistes, l'harmonie musicale était la façon dont le son agit sur le cerveau ou les émotions. Le mot harmonie vient du grec, *armozo,* qui signifie coïncider, adapter, joindre. La science de l'harmonie décrivait à l'Antiquité la manière d'accorder les lyres. Aujourd'hui, grâce à l'imagerie par résonance magnétique nucléaire, les scientifiques peuvent étudier en direct les effets de la musique sur le cerveau. Les scientifiques qui travaillent sur le sujet finissent par se poser des questions qui s'inspirent de l'alchimie. La musique crée-t-elle vraiment une forme d'harmonie cérébrale ? Y a-t-il des suites de notes, des accords qui font plus vibrer que d'autres les neurones ? La musique change-t-elle les pensées ou la chimie des neurones ? Étonnamment, la réponse est oui.

Ce résultat a été rendu possible par des techniques qui permettent d'observer en temps réel la réaction du cerveau à la musique. On mesure alors des effets immédiats ou dans le temps – la semaine ou le mois qui suit une écoute musicale. Pendant l'écoute musicale et à distance, l'expérience musicale fait du bien au cerveau. La musique passe directement des oreilles aux neurones. On a longtemps cru que la musique était surtout perçue par l'hémisphère droit, celui de la sensibilité. Les recherches les plus récentes montrent que les bienfaits de la musique ne se limitent pas à une stimulation de l'hémisphère mineur ou droit, elle remodèle également l'équilibre et la communication entre la partie gauche et droite du cerveau.

Si l'on devait chercher un exemple de cerveau en bonne santé, ce serait celui d'une femme ou d'un homme écoutant de la musique. Le cerveau mélomane possède une qualité précieuse : l'asymétrie. Un cerveau est asymétrique ou en harmonie quand le lobe gauche et le droit accomplissent des tâches bien différentes. Leurs actions se complètent comme une personne qui marche sur ses deux jambes. L'hémisphère gauche s'occupe de la réflexion, du langage, de la pensée, de tout ce qui est sérieux. Il mérite son nom d'hémisphère majeur ou dominant. Il laisse à l'hémisphère droit ou hémisphère mineur les émotions, la sensibilité, la créativité, l'imagination. Quand on écoute de la musique, les deux hémisphères se répartissent mieux les tâches. L'asymétrie entre les hémisphères augmente. La spécialisation des hémisphères est un indice de bonne santé. Dans la vie quotidienne, l'asymétrie cérébrale protège et fait du bien. On ne mélange plus ce qui est du registre de l'émotion avec ce qui est à traiter de manière raisonnable. On fait mieux la différence, par exemple, entre son travail et sa vie intime ou amoureuse, entre les moments de détente, de loisir où l'on oublie tout et ceux pendant lesquels on se concentre sur une tâche compliquée. Le mélange des genres entre les activités des deux hémisphères conduit au stress ou au surmenage.

Représentez-vous ce qui s'est passé pour vous pendant la semaine qui vient de s'écouler. À quel moment avez-vous pu vraiment travailler en hémisphère gauche ou hémisphère « sérieux » sans vous laisser distraire ? Quand avez-vous écouté uniquement votre hémisphère sensible ou droit sans être parasité par des idées trop sérieuses ? La plupart de nous, et c'est bien normal, vivent dans un état interhémisphérique flottant entre tension ou relâchement, concentration ou rêverie.

Avec quel lobe du cerveau écoutez-vous la musique ?

Les droitiers ressentent l'émotion musicale dans l'hémisphère mineur – celui de l'émotion. Les musiciens professionnels ou les compositeurs entendent la musique plus comme un langage que comme une simple émotion. Ils sont plus sensibles aux arrangements de notes, aux rythmes et aux accords. Chez eux la musique passe davantage par l'hémisphère gauche ou dominant – le lobe cérébral de la pensée et du langage. Si votre culture musicale progresse, il est possible que vous déplaciez progressivement le traitement de la musique de l'hémisphère de la sensibilité vers celui de la raison.

L'alchimie Mozart sur les hémisphères du cerveau

Comme les alchimistes, Mozart se nourrissait de symbolisme. Son opéra le plus célèbre, *La Flûte enchantée,* met en scène une initiation maçonnique. Il croyait à la symbolique des chiffres magiques – tel le chiffre trois, présent partout dans son œuvre. Pour les alchimistes, les chiffres avaient également une valeur symbolique ou magique. Comme pour Mozart, le chiffre trois avait un pouvoir spécial pour Paracelse : il désignait le mercure. De là à imaginer que ce chiffre trois présent dans la musique de Mozart a des pouvoirs alchimiques sur le cerveau… Pour accepter cette hypothèse, il faut prendre des libertés avec la stricte rationalité. Si cela n'aurait pas gêné Paracelse, ça risque d'être plus difficile à démontrer par les laboratoires qui travaillent aujourd'hui sur la neurobiologie de la musique.

À Londres, une expérience récente explique de manière plus objective l'effet magique de Mozart sur le cerveau : un musicologue et un psychologue ont fait écouter à trente et un étudiants la *Sonate Koechel 448* pour deux pianos de Mozart. Ils ont d'abord observé leurs réactions émotionnelles puis ont noté ce qui se passait dans leurs neurones. Après quinze minutes d'écoute de Mozart, les étudiants sont de meilleure humeur. En observant les deux hémisphères, les chercheurs ont remarqué que le cerveau des étudiants était plus asymétrique.

L'hémisphère mineur traite les émotions pendant que l'hémisphère majeur raisonne, calcule, réfléchit. La musique de Mozart permet une expérience de « reconcentration » cérébrale dont on ne se sert pas assez. Il suffirait de quinze minutes de Mozart en pleine conscience pour que chaque hémisphère retrouve son rôle principal et n'essaie plus de tout gérer.

Les scientifiques londoniens ont ensuite comparé la *Sonate Koechel 448* de Mozart à la *Sonate au Clair de lune* de Beethoven. La sonate de Beethoven spécialise moins les hémisphères. Les musiques plus tristes et plus lentes que celles de Mozart envoient au cerveau des messages moins clairs. Comme avec un médicament, nous savons maintenant quel morceau de musique choisir pour retrouver la bonne alchimie de son cerveau. Outre le choix du morceau, les conditions d'écoute sont elles aussi importantes.

Concentrez-vous pendant dix à quinze minutes sur le premier mouvement *allegro con spirito* en ré majeur de la *Sonate Koechel 448* pour deux pianos de Mozart. Vous pouvez essayer la version de Radu Lupu et Murray Perahia, il n'est pas prouvé qu'elle soit meilleure que les autres pour le cerveau mais elle est, à mon sens, particulièrement agréable à écouter. Dès la fin du morceau, vous vous sentirez plus tranquille et plus détendu. Cet effet peut durer plusieurs heures ou même jusqu'au lendemain. Ensuite, offrez-vous un autre exercice alchimique avec le mouvement suivant *andante* en sol majeur de la même *Sonate Koechel 448*. Entre les deux, vous faites l'expérience de l'effet post-Mozart si bien décrit par Sacha Guitry : « Lorsqu'on vient d'entendre un morceau de Mozart, le silence qui lui succède est encore de lui. »

Mozart l'alchimiste

Écoutez la « Marche turque » (Rondo Alla Turca de la *Sonate numéro 11*) ou la *Sonate Koechel 448* pour deux pianos
Pendant dix minutes au moins
Bien détendu dans un fauteuil
En pleine conscience et pas en fond sonore
Plutôt le soir
Et vous comprendrez pourquoi Mozart expliquait sa technique en disant qu'il mettait ensemble les notes qui s'aiment.

Quinze minutes de la « Marche turque » rendent plus intelligent. Les capacités intellectuelles d'étudiants volontaires ont été testées avant et après son écoute. Le cerveau imprégné de musique résout plus facilement des épreuves complexes. Si les problèmes qu'on lui pose sollicitent à la fois la réflexion « brute » et l'intelligence émotionnelle, les progrès sont encore plus spectaculaires. La musique fabrique autour du cerveau une zone de protection. Les angoisses sont tenues à distance et les pensées inquiétantes (maladie, mort, solitude, ruine...) atteignent moins ceux qui viennent d'écouter un morceau qui leur plaît.

Images, musiques et alchimie

C'est Michael Maier, médecin et alchimiste comme Paracelse, qui a le premier eu l'idée d'associer la musique aux images. Il a publié en 1617 un traité d'alchimie resté célèbre depuis : *Atalanta Fugiens*. Son ouvrage se compose de cinquante illustrations. En dessous de chaque illustration est imprimée une partition. Pour suivre à la lettre le projet de l'alchimiste, il faut regarder les images racontant le mythe grec d'Atalante en écoutant en même temps les fugues imprimées en bas de page. Les dernières expériences de stimulation du cerveau appliquent ce même principe, qui associe la musique aux images.

Un protocole récent s'inspire de Michael Maier. Des volontaires écoutent de la musique tout en produisant des images dans leur tête. La fabrication d'images mentales est alors encouragée par la musique. Il est apparu que les musiques qui déclenchent le plus d'images sont le rock symphonique de Mike Oldfield, en particulier sa *Music of the Spheres*. Le morceau de musique classique le plus « imageur » est La Valse des fleurs extraite du ballet *Casse-Noisette* de Piotr Illitch

Tchaïkovski. Son effet sur la production d'images cérébrales est assez irrésistible. L'effet de bien-être peut durer jusqu'à une semaine.

D'autres musiques ont également été testées. Avec les *Variations Enigma* d'Elgar, on visualise la campagne ou les bords de mer. On voit passer devant soi les côtes anglaises ou les prairies chères à Elgar. Une version plus moderne vient du disco avec un titre de *Saturday Night Fever* : *Disco Inferno*. Dans sa version la plus dynamique et visuelle, il est joué par les Trammps, un groupe des années 1970.

Dans *Cinq pièces dans le style populaire* de Robert Schumann, un violoncelle et un piano se parlent. La visualisation est plus sociale. On se représente une rencontre amicale, amoureuse, complice dans tous les cas. Et le duo de Schumann n'a pas fini de livrer ses secrets. En écoutant le piano et le violoncelle, il est possible de s'entraîner à la communication non violente. Envisager une discussion comme un duo aide à ne pas se mettre en colère ou en opposition systématique. On écoute la mélodie de l'autre, sa petite musique. Juste après, on la répète ou la reproduit mais avec sa propre tonalité. On la fait évoluer pour y apporter ses nuances. L'écoute régulière d'un duo pourrait faire du bien aux univers dans lesquels les relations sont difficiles ou conflictuelles. Elle enseigne, que ce soit en entreprise ou dans les écoles, la tolérance, l'importance de l'écoute et la possibilité de reformuler un argument sans perdre l'harmonie.

Entraînez votre cerveau à produire des images

La scène la plus facile et utile à visualiser est le découpage d'un citron. Elle est un modèle de situation affectivement neutre qui aide le cerveau à travailler son pouvoir de création d'images. Faites-la durer au moins trente secondes en imaginant le citron, le couteau, le jus qui sort du citron. Représentez-vous ensuite le jus du citron versé dans un verre ou dans une bouteille. L'objectif est d'arriver à produire, les yeux fermés, des images aussi colorées et vives que précises. Mieux vaut ne pas parler en même temps. La parole diminue l'intensité des images mentales.

Juste après une séquence neutre de visualisation par le citron, le cerveau a musclé son pouvoir de mise en images. À présent vous pouvez vous représenter une scène agréable datant de plus d'une semaine. Vous devez absolument fermer vos yeux pour « voir » au mieux ce qui est arrivé d'agréable. Les images datant de moins d'une semaine ont moins eu le temps d'impressionner le cerveau que les expériences plus anciennes.

Une expérience de visualisation en musique d'une scène agréable a été proposée à des hommes et des femmes de bonne humeur ainsi qu'à des déprimés. Elle a fait particulièrement de bien aux personnes de bonne humeur qui se sont senties encore mieux après. Elle a aussi aidé les déprimés en activant les zones de leur cerveau qui traitent les images et celles qui portent les émotions. Les producteurs de belles scènes mentales ont retiré de l'exercice une impression de bien-être immédiat suivie d'une tendance prolongée à l'optimisme. Leur vision positive de l'avenir a duré une semaine avant de s'estomper. Comme cet exercice est sans danger, on peut le recommencer aussi souvent que nécessaire. Dès que les effets diminuaient, les volontaires pratiquaient une nouvelle séance de visualisation agréable. L'idéal est de visualiser volontairement une fois par semaine pendant quelques minutes une séquence réussie de sa vie remontant à plus d'une semaine. Chacun choisit pour cette expérience le morceau de musique le plus producteur d'images.

Visualisez le mot orange pour ne plus entendre la perceuse de votre voisin

Un dernier effet de la visualisation en musique vient d'être découvert. Cette technique aide le cerveau à résister aux bruits désagréables. Un chercheur du Colorado en a fait l'expérience avec Michael, un jeune homme de dix-sept ans hypersensible aux bruits. Michael, de plus en plus renfermé sur lui-même, ne supportait pas d'entendre ses amis manger autour de lui. Les bruits de mastication le rendaient malade. Michael s'est aperçu qu'il tolérait mieux les bruits banals quand il obligeait son cerveau à produire des images. Il s'est donc entraîné à visualiser le mot « orange ». Il devait se le représenter écrit devant lui avec trois polices de caractères différentes, une grasse, une fine et une normale. Ensuite, Michael visualisait le mot « orange » de trois couleurs différentes, blanche, rouge et orange. Enfin, il prononçait le mot dans sa tête, avec trois intensités de son, d'une voix chuchotée, normale puis forte.

Orange
Orange
ORANGE

En cinq séances, Michael a construit grâce aux images une bulle de protection. Il a pu supporter les bruits banals qui jusque-là l'empêchaient de se concentrer.

Les conseils médicaux de Paracelse

« Tes pilules n'agiront sur le corps que lorsque tu l'auras purgé de ses impuretés. Sinon, elles feront autant de mal que de bien. »

« Les métaux ont une grande affinité avec le corps humain. Comme lui, ils sont formés de soufre, de mercure et de sel. »

« Appliquer le semblable au semblable. Voilà le grand secret de la médecine. »

La gratitude monte à la tête

Sam Keen, professeur de psychologie aux États-Unis, parcourt son pays pour enseigner la gratitude. Dans ses conférences, il explique comment le sentiment de gratitude produit une véritable alchimie spirituelle. La gratitude fait l'effet d'un élixir qui dissout la carapace de l'ego et aide à se sentir en forme. Quand il rapproche gratitude et alchimie, Sam Keen utilise des termes imagés. Les expériences actuelles sur le cerveau et la gratitude lui donnent pourtant raison. La gratitude produit un véritable effet chimique sur les neurones. Elle modifie fondamentalement le cerveau, sa composition moléculaire et même sa forme. Celui qui reçoit le message de gratitude est aussi heureux que celui qui l'offre. Quand Paracelse cherchait des molécules du bonheur ou des pratiques magiques, il aurait dû tester la gratitude. En disant merci, les zones les plus sensibles du centre du cerveau – celles qui portent les émotions positives et la bonne humeur – se mettent en action. Tous les gestes de gratitude sont reconnus par les neurones centraux du cerveau. Lorsque quelqu'un nous a fait du bien, il suffit de lui montrer. On le gratifie d'un petit cadeau ou seulement d'un sourire. Quand on dit merci, trois zones sont particulièrement stimulées :

Les **neurones des interactions sociales** situés dans le cortex antérieur cingulaire, l'insula et le striatum.

Les **neurones du calcul** qui mesurent le bienfait que nous avons reçu. Il y a dans toute expression de gratitude une part de calcul positif. Le gyrus frontal inférieur nous fait faire du calcul mental. Il mesure ce que l'on doit et donne une idée de la manière dont nous allons marquer notre satisfaction face au gain réel ou symbolique.

Les **zones de l'empathie et de la communication émotionnelle**. L'amygdale, au plus profond du cerveau, est particulièrement active dans l'expression de l'empathie.

L'alchimie de la gratitude dure longtemps. Trois jours après que vous avez dit merci, votre cerveau s'en souvient. Les neurones se comportent comme s'ils avaient été en contact avec un médicament antidépresseur. Dire merci augmente la sérotonine et fait baisser l'adrénaline. Celles et ceux qui entraînent régulièrement leur gratitude sont gagnants sur tous les tableaux. Ils ont plus d'amis, de relations sociales et sont de bonne humeur et en meilleure santé. La gratitude protège en outre de la déprime et de la fatigue. Les bons « remercieurs » sont moins enclins aux reproches, aux regrets ou aux angoisses quant à leur avenir. Ils mesurent ce que le destin, leur famille ou leurs amis leur offrent ici et maintenant, et communiquent leur satisfaction. La gratitude agit comme un dissolvant du regret, de l'inquiétude ou de la tristesse. Remercier devient vite une bonne addiction. Dès que l'on commence à exprimer sa gratitude, on n'a plus envie de s'arrêter. On remercie le plus souvent possible parce que l'on y trouve à chaque fois un nouveau plaisir ou une sensation renouvelée de bien-être.

Travaillez votre gratitude

Vous pouvez travailler en deux étapes. Commencez par chercher des motifs de gratitude. Quelles raisons avez-vous de dire merci ? Qui devez-vous remercier ?
Si vous manquez d'inspiration, posez-vous quelques questions simples :
– Quels sont, cette semaine, ce mois ou cette année, mes principaux motifs de satisfaction, de fierté et donc de gratitude ?
– À qui dois-je exprimer le plus de gratitude ? Au destin, à mes amis, à ma famille ?

Passé le temps de la reconnaissance, osez l'expression : dites merci ou écrivez-le dans votre journal de gratitude.
Pour finir, testez *l'auto-gratitude* en vous demandant ce que vous devez à votre talent, à votre intelligence, à votre débrouillardise, à votre prudence ou à votre capacité à prendre des risques. Se remercier peut paraître étrange, pourtant cela réserve d'agréables moments.

Les meilleurs « remercieurs » ont en permanence de nouvelles idées pour exprimer leur talent de communication. Vous entrerez plus facilement dans la société secrète des « remercieurs » que dans celle des alchimistes. Et vous y ferez des découvertes étonnantes. Chaque matin, remerciez la nature, remerciez le destin de vous avoir gardé en vie. Vous remerciez celles et ceux qui vous ont fait du bien ou vous ont fait plaisir dans la journée ou la semaine. Remerciez les personnes avec lesquelles vous vivez et celles avec lesquelles vous souhaiteriez entretenir de nouvelles relations. Qu'importe si l'on paraît naïf ou trop poli en remerciant tout le temps. L'alchimie, le cerveau et le bon sens sont avec vous.

Le journal de gratitude est une pratique aussi simple qu'utile pour renforcer son aptitude au remerciement. On y note les cinq objets, personnes ou situations à qui l'on doit dans une journée une émotion agréable. Il suffit de remplir ce journal tous les jours pendant trois semaines pour ressentir l'alchimie de la gratitude. Chez les femmes enceintes, le journal de gratitude vient d'être testé avec des résultats spectaculaires. Elles vivent mieux leur grossesse et accouchent plus facilement. Elles sont plus heureuses de sentir leur bébé bouger ou de se rapprocher du terme. Peut-être que l'entraînement à la gratitude trouvera un jour sa place dans le suivi des grossesses.

Pour une soirée de gratitude torride

Vous voulez vraiment séduire ou étonner l'homme ou la femme de votre vie ? Offrez-lui un cadeau que vous n'avez encore jamais osé lui faire. Notez sur une belle feuille de papier, à la plume de préférence, les trois plus belles choses qu'il ou elle vous a apportées. Ensuite, écrivez, en moins d'une ligne chaque fois, vos trois plus grands motifs de gratitude. Nouez un ruban rouge autour de la feuille et offrez-la avant ou après un dîner ou dans tout autre moment de convivialité. Pour l'occasion, n'oubliez pas de mettre votre téléphone portable en mode avion ou sur vibreur. Vous allez être impressionné par la puissance de cet *I owe you* (ce que je te dois). Il a été testé par des thérapeutes de couple. Il change totalement la manière dont deux personnes interagissent. On passe du reproche machinal au remerciement conscient, de l'affrontement au sourire puis à la redécouverte de la passion. De plus, l'exercice est contagieux. Votre compagnon ou votre compagne voudra vous rendre la pareille et vous dire aussi ce que vous lui avez apporté. Pour ma part, j'attends qu'un spécialiste de l'imagerie cérébrale vienne nous expliquer comment les effets de cet exercice se lisent sur les neurones.

L'alchimie de la chaleur

Les alchimistes utilisaient la chaleur et le feu afin d'espérer transformer le fer et autres métaux imparfaits en un métal plus noble. Leur rêve étant d'obtenir ce qu'ils considéraient comme le plus parfait des métaux : l'or.

Échelle des métaux de l'imparfait au parfait[1]

Fer ⇨ Cuivre ⇨ Plomb ⇨ Étain ⇨ Argent ⇨ Or

Métaux Imparfaits	Métaux parfaits

Aujourd'hui, la chaleur n'est plus utilisée pour ses propriétés alchimiques. En revanche, ses effets n'en restent pas moins étonnants. Si l'on s'expose au chaud, on se sent davantage en forme et de meilleure humeur, c'est pourquoi les Nordiques usent et abusent des saunas. La Finlande compte plus de trois millions de saunas pour cinq millions et demi d'habitants. Chaque séance dure environ quinze minutes dans un espace chauffé à 80°. La température du corps augmente d'un degré et celle de la peau de quatre degrés. Le cœur s'accélère. Cette réaction due au chaud fait du bien à la circulation sanguine comme aux émotions.

Ce sont des cardiologues, et non des alchimistes, qui ont conduit la récente étude qui a suivi près de 1 621 hommes vivant en Finlande. Installés à Kuopio, les chercheurs ont démontré, entre deux séances de sauna, que les adeptes de cette pratique sont du même coup protégés de l'hypertension artérielle. La chaleur baisse la tension artérielle en diminuant le stress et en faisant transpirer. Une toute nouvelle recherche

1. Adapté de Olivier Lafont.

poussera les Finlandais et autres amateurs de plaisirs nordiques à rester encore plus longtemps dans leur bain chaud ou leurs pièces humides. Il vient d'être prouvé que le moral est meilleur quand le corps est exposé à une température de 41°. Car la chaleur stimule des zones cérébrales clés pour la bonne humeur : le cortex orbito-frontal et le striatum ventral.

L'université de l'Arizona a ainsi traité trente déprimés par la chaleur. Ses praticiens ont analysé ce qui se passait au niveau des émotions et du cerveau en plaçant les sujets sous des projecteurs à infrarouges qui ont fait monter la température de leur corps à 38,5° en une heure et demie. Si l'installation est moins conviviale que celle du sauna, les résultats sont en revanche très clairs. Les scores de dépression ont autant diminué sous l'effet de la chaleur qu'avec des antidépresseurs. Cette expérience ouvre de nouvelles pistes de traitement de la déprime.

Ces effets bénéfiques de la chaleur ne se limitent pas aux malades ou à ceux qui pourraient l'être. Même sans être déprimé, vous pouvez entretenir votre bien-être par le chaud. Vous avez le choix entre le sauna, le bain chaud ou les vacances au soleil. Le plus important est de rester exposé à la chaleur assez longtemps (au minimum quinze minutes) pour que la température du corps augmente d'un degré et demi. N'allez pas croire que les effets de la chaleur se perdent dès qu'on quitte la plage ou le bain. Ils sont encore présents un mois et demi après un seul réchauffement. Voilà encore un bon prétexte pour se baigner dans une eau chaude même l'hiver ou partir en vacances dès que possible ! N'oubliez pas cependant les effets toxiques pour la peau de l'exposition directe et prolongée au soleil. La manière la plus saine de profiter de la chaleur est de s'installer sous un parasol avec un chapeau et de la crème solaire, pour éviter les rayons directs du soleil. Ce sera aussi le moment idéal pour ajouter à l'effet chaleur les bienfaits des couleurs en prenant le temps de contempler la nature riche en bleu et en vert. Entre deux départs en vacances, vous pouvez tenir le coup en prolongeant de deux à trois minutes votre douche ou votre bain chauds.

La chaleur venue du Danemark

Les Danois cultivent le bonheur par la chaleur des saunas et le reste de leur mode de vie. Ils se situent dans les premières places du *World Happiness Report.* Leurs secrets sont :

– Un sauna à 80 °C avec 10 à 20 % d'humidité
– Les bains chauds
– Les bougies par dizaines, pour leur lumière douce et leur chaleur
– Les boissons chaudes : thé, chocolat et café
– Des gâteaux faits maison, mangés tout chaud à la sortie du four
– Des chaussettes en laine et cachemire montant jusqu'aux genoux
– Un pantalon chaud et doux
– Un pull en laine
– Des coussins et des couvertures enveloppantes

Les effets du Scrabble

À l'époque de Paracelse, on déchiffrait des manuscrits anciens afin d'y trouver des formules de vie éternelle ou de richesse. Aujourd'hui, on joue avec les mots sur son ordinateur et parfois encore autour d'un plateau de Scrabble. Il ne faut pas prendre les jeux de mots à la légère. La lecture stimule les émotions et la réflexion, l'apprentissage d'une langue étrangère est elle aussi très stimulante, et jouer au Scrabble reste une bonne manière d'activer son cerveau. En cherchant un mot de huit lettres, vous stimulez les zones de la vision, de la reconnaissance des mots et de la mémoire. C'est avec beaucoup de surprise que des radiologues ont comparé le cerveau de non-joueurs, de joueurs occasionnels et de pratiquants réguliers : les experts en Scrabble n'ont pas le même cerveau que les amateurs. Les plus entraînés font surtout travailler leur mémoire et moins la reconnaissance des mots. Ils se souviennent des parties anciennes donc ils ont moins besoin de réfléchir sur les lettres que les débutants. Que l'on soit amateur ou expert, jouer au Scrabble fait du bien aux neurones. Le jeu leur impose de petits défis, et l'effet du groupe complète l'action. La médecine du bon sens nous suggère d'entretenir notre cerveau plutôt à plusieurs, en souriant autour d'un Scrabble, que seul en pestant face à ses mots croisés.

La dernière observation sur le Scrabble concerne la souplesse de l'esprit. En jouant, vous apprenez à adopter plusieurs points de vue. Vous entraînez votre cerveau à lire verticalement en plus de sa lecture horizontale habituelle. Cette capacité nouvelle est bénéfique. En nous permettant de trouver plus de mots sur un plateau de Scrabble, elle entraîne aussi à trouver des solutions inédites aux questions de la vie quotidienne. Imaginez que vous lisiez en mode vertical ce qui paraît insoluble en mode horizontal ; qui dit que vous ne tomberiez pas sur un mot compte triple ?

Faites entrer un magicien à poils ou à plumes dans votre vie

Vous n'imaginez certainement pas le pouvoir qu'ont les animaux familiers sur le cerveau et les émotions. Ils sont de discrets alchimistes qui font du bien dès qu'ils entrent dans nos vies. Les propriétaires de chiens et de chats sont en bien meilleure santé physique et psychologique. Certains hôpitaux mettent en contact des animaux et des enfants malades ou des personnes âgées pour les détendre et les stimuler. Un aquarium, par exemple, augmente l'appétit des patients hospitalisés et les incite à rester à table plus longtemps. Quand vous possédez un animal et que vous vous en occupez, votre adrénaline baisse. La contemplation des poissons suffit à apaiser les molécules du stress, car elle donne l'occasion d'un exercice de concentration sur l'instant présent. Le cœur et les vaisseaux sont moins réactifs quand on suit des yeux ses poissons.

Les études qui suivent auraient sans doute plu à Paracelse. Elles démontrent qu'il existe bien une alchimie animale. En promenant votre chien ou en vous promenant avec lui, vous augmentez votre résistance à la déprime ou aux infections. Vous faites monter votre concentration en anticorps IgA (Immunoglobulines A) – comme si votre animal familier vous vaccinait contre les infections de l'hiver. Les taux de cortisol, qui sont entre autres des marqueurs biologiques de l'angoisse, baissent. Sans oublier que promener son chien augmente de 30 % le temps d'activité physique, en particulier la marche.

La présence d'un chien modifie largement l'organisme de ses maîtres : il fait monter les endorphines (grâce au mouvement), l'ocytocine (par l'attachement qu'il suscite) et la dopamine. Les effets relaxants des animaux familiers sont confirmés par l'analyse du rythme cardiaque de leurs maîtres. Le cœur s'accélère moins sous l'effet de la peur quand on joue avec un animal. Une équipe de chercheurs d'Hawaï vient de comparer le cerveau des hommes et des femmes vivant avec ou sans animaux familiers. Ils ont présenté à tous, pendant deux secondes, une image de bébé chien, de poisson, de rongeur, d'oiseau, de chat puis de reptile. Conclusion : les propriétaires d'animaux produisent plus d'émotions positives quand on leur montre une photographie d'animal.

Les expérimentateurs ont ensuite présenté à leurs volontaires des photographies de leur propre animal. L'effet est spectaculaire. En découvrant votre animal préféré, vous activez l'extérieur de votre cerveau (la zone pariétale) et l'arrière du cerveau (le lobe occipital). Les autres zones mobilisées sont celles de l'attachement et de l'attraction. L'effet sur les neurones est encore plus net quand le chien ou le chat est physiquement présent devant vous.

LE SECRET LE MIEUX GARDÉ DES ALCHIMISTES

Le plus grand secret des alchimistes n'est pas contenu dans leurs alambics ni dans leurs vieux grimoires : il réside dans leur pouvoir de remise en cause des certitudes. Ils ont interrogé les dogmes de leur temps. Quand on est convaincu que le fer peut devenir de l'or, on n'en est plus à une remise en cause près. Et, à défaut, on gagne au moins en capacité à changer ou à rêver. Paracelse était un rebelle face aux connaissances classiques. Il s'est peu instruit à l'université mais beaucoup par son expérience personnelle et ses voyages. Il préférait les sentiers ou les routes aux écoles dans lesquelles il estimait ne rien apprendre. Pour gagner sa vie, il soignait en chemin les militaires de Venise, du Danemark ou des Pays-Bas. Toujours en mouvement, il a aiguisé son esprit critique, notant les secrets des sorcières, des bohémiens et des barbiers de village. Refusant les influences de son temps, Paracelse a inventé sa médecine personnelle.

Son principal maître en alchimie, Johan Tritemius, était un étrange personnage qui lui a transmis plus de doutes que de certitudes. La légende rapportée par René Allendy raconte qu'il pouvait lire à distance dans les pensées et exercer des influences magiques. Johan Tritemius a initié Paracelse aux sciences interdites à son époque et condamnées par l'Église, lui a donné à lire les œuvres maudites des alchimistes comme Nicolas Flamel, Basile Valentin ou Bernard Trévisan. Avec un tel maître, Paracelse a cultivé toutes les qualités pour devenir un vrai chercheur et un innovateur. Il a acquis la certitude que les consensus sont faits pour être bousculés et que l'homme peut se transformer seul s'il ne s'en laisse pas conter.

Les alchimistes d'aujourd'hui refusent eux aussi les dogmes. Ils ne travaillent plus sur la quintessence mais sur le fonctionnement intime du cerveau. Ils en retirent quelques idées encore un peu secrètes et presque aussi révolutionnaires que celles de Johan Tritemius :

Le cerveau est en perpétuelle évolution. La règle veut qu'il n'obéisse justement à aucune règle ni aucun déterminisme.

Le cerveau n'est pas plus condamné qu'un autre organe à perdre avec le temps ses compétences ou ses cellules. Il est plastique et se régénère.

La qualité la plus utile au cerveau n'est pas son poids, son nombre de neurones, mais les connexions qu'établissent entre elles ses précieuses cellules.

Les nouveaux alchimistes du cerveau savent calculer un score global de connexion cérébrale qui mesure le nombre de synapses ou de connexions actives. Ce score reflète la vitalité comme l'activité du cerveau. Plus les cellules interagissent entre elles ou communiquent, meilleure est la mémoire, l'intelligence, la capacité d'agir et d'évoluer. Ce score de connexion cérébrale apporte avec lui deux bonnes nouvelles. La première est qu'un cerveau bien connecté protège la santé. La connectivité explique les capacités de résilience. Son pouvoir vient d'être confirmé par une étude chez des vétérans américains exposés à la déprime. Les vétérans à risque élevé de déprime avaient tous un père ou une mère atteints d'une grave maladie de l'esprit. Celles et ceux dont le cerveau était le plus connecté restaient protégés malgré leur terrain génétique. Ils résistaient mieux aux accès de déprime et ne souffraient pas des mêmes maux que leurs parents.

La deuxième bonne nouvelle est que la connectivité cérébrale n'est pas un paramètre fixe. On peut la changer par des exercices de reconnexion du cerveau. L'un des meilleurs exercices est le travail sur son passé avec un professionnel bienveillant et bien formé. Quand un homme ou une femme atteint de stress post-traumatique entreprend un travail sur son traumatisme, il reconnecte objectivement son cerveau. Après dix séances, son cortex frontal (la zone située en avant du cerveau) communique mieux avec les zones profondes, porteuses d'émotions. On connecte son lobe frontal en parlant de ce qui a été traumatisant dans sa vie, en revoyant les pires scènes du passé puis en leur donnant un sens différent. Grâce à ce nouveau regard, on n'est plus seulement une victime. Démontrer l'effet de la thérapie sur la connexion du cerveau est un progrès révolutionnaire. Ce résultat prouve à celles et ceux qui en douteraient encore que l'écoute ou le travail sur soi sont un vrai traitement actif sur les émotions autant que sur les neurones. Le temps n'est plus très loin où l'on pourra mesurer les effets d'une thérapie sur le cerveau ou même l'orienter en fonction des zones cérébrales qui se connectent entre elles.

Une autre expérience va dans le même sens. Elle explique pourquoi les déprimés ressentent trop de tristesse et trop de culpabilité. Dans leur cerveau, les zones portant le regret ou la culpabilité sont trop connectées. Là encore, la situation n'est pas désespérée. Quand des déprimés décident de noter leurs réussites et leurs bons moments, ils déconnectent les neurones du reproche et reconnectent les neurones du plaisir. Leur cerveau va mieux. Avec lui, le reste du corps se détend et l'adrénaline baisse. Une nouvelle psychologie des connexions neuronales est en train de naître. Cette science des connexions n'est pas près de s'arrêter.

La médecine du bon sens suggère dès aujourd'hui d'en appliquer les grands principes. Il est utile de connecter le plus possible son cerveau. Les exercices de connexion sont faciles et sans danger. On peut s'entraîner seul à faire communiquer les zones clés de son cerveau. Les expériences les plus simples consistent à regarder au moins cinq à dix minutes des images qui vont fabriquer de nouvelles jonctions entre les neurones.

Les **images mystérieuses** connectent l'hémisphère de la raison gauche à l'hémisphère sensible droit. Pour rester dans l'esprit de Paracelse, vous pouvez chercher les images du *Mutus Liber*. Elles intriguent et stimulent autant la réflexion que l'émotion.

Les **images artistiques** font encore plus travailler les deux hémisphères. Vous les trouvez dans votre musée préféré. Il vous faut pour cela renoncer à une visite complète pour vous concentrer sur **la** toile qui produit chez vous le plus d'émotion. Les reproductions sur Internet remplacent à l'occasion les œuvres réelles.

Un groupe d'hommes d'affaires coréens vient de découvrir le pouvoir d'un tableau de Van Gogh. Ils y ont trouvé un moyen d'augmenter leur performance cérébrale sans se doper avec des excitants chimiques. Après trois minutes devant *Jardin de l'Hôpital en Arles*, ils se sont sentis plus créatifs et plus productifs. Ils ont travaillé mieux et plus longtemps. En connectant les deux hémisphères, le tableau de Van Gogh augmentait aussi leur bonne humeur.

Les mots chargés d'émotion relient autant que les tableaux les hémisphères du cerveau. Vous choisissez un mot, un nom ou un prénom vous rappelant de bons souvenirs. Visualisez ce mot en trois couleurs ou trois polices de caractères différentes. Par exemple, si vous aimez les chats, représentez-vous le mot chat de trois façons :

Chat

CHAT

Chat

Vous pouvez même composer ce mot en plusieurs couleurs, rouge, vert et jaune par exemple. Ensuite, visualisez ce que ce mot représente. Si vous avez choisi le mot chat, produisez dans votre tête une image fixe de chat puis celle d'un chat en mouvement. Vous mettez ainsi en relation des parties du cerveau qui ne se connectent pas souvent : les zones de l'émotion, de la réflexion et de la visualisation.

Carl Gustav Jung, l'alchimie et le secret de la vie

Fortement inspiré par les alchimistes, le psychiatre et psychanalyste suisse Carl Gustav Jung s'est intéressé à leurs traités et y a trouvé beaucoup d'analogies avec son travail de psychiatre. Il a été troublé par la proximité de la vision des alchimistes avec les images des rêves. Jung consacrera un livre entier aux relations entre Psychologie et Alchimie. Au risque de se fâcher avec ses collègues les plus rationalistes, il a défendu les idées des alchimistes comme la part de rêve et d'irrationnel nécessaire à la vie. Il y voyait même une condition de la santé de l'esprit : « Le secret de cette philosophie alchimique, c'est la métamorphose de la personnalité, grâce au mélange et à la synthèse de ses facteurs nobles et de ses constituants grossiers, de l'alliage des fonctions différenciées et de celles qui ne le sont pas, en bref, des épousailles, dans l'être, de son conscient et de son inconscient. »

Le circuit Marcel Proust, entre odeurs et souvenirs

Les grands écrivains sont tous plus ou moins alchimistes. Dans *La Recherche du temps perdu*, Marcel Proust a eu une intuition qui vient d'être confirmée par une étude sur le cerveau. En s'inspirant de son enfance, il a imaginé que les odeurs peuvent produire des images mentales. Mieux, elles font revenir à la conscience les souvenirs perdus. En mangeant un gâteau, le narrateur retrouve son passé. Grâce à l'odeur du thé et au goût de la madeleine qui fond doucement dans le thé, il voyage dans le temps, revit une scène oubliée de son enfance avec son cortège d'émotions. Marcel Proust avait anticipé ce que des chercheurs ont mis près de deux siècles à démontrer. Il existe bien une connexion cérébrale entre les zones de l'odorat, du goût et de la mémoire. Un plat, une odeur peuvent faire remonter des souvenirs ou des sensations que l'on croyait disparus.

Un physiologiste marseillais a apporté une explication à ce qu'il a appelé l'effet Marcel Proust. Les odeurs stimulent l'amygdale, une zone profonde du cerveau. Quand celle-ci se met en action, elle se connecte avec les zones de la mémoire. La connexion fait revenir des idées ou des images oubliées. Les physiologistes marseillais ont observé l'effet Proust chez un de leurs patients traité pour des crises d'épilepsie. Aussitôt qu'ils stimulaient son amygdale au centre du cerveau, le jeune homme retrouvait des images et des sensations datant de son adolescence.

Au-delà de cette expérience médicale sur un cas exceptionnel, le phénomène Proust est à la portée de tous. En respirant une odeur agréable, on se relie à des époques anciennes. Chacun a son odeur déclic pour retrouver les images ou les sensations de son enfance ou de sa jeunesse. Les odeurs les plus stimulantes sont les odeurs de chocolat (en mémoire des goûters et des fêtes) ou d'orange (rappelant les desserts et les gâteaux).

Les bonnes odeurs du cerveau

Quand on teste les effets des odeurs sur l'humeur, il apparaît que quelques-unes sont plus souvent sélectionnées que les autres. Elles rendent plus heureux, détendent et reconnectent mieux avec le passé. Aucune odeur urbaine n'est choisie spontanément. Les odeurs vedettes sont les odeurs les plus naturelles ou les plus porteuses de souvenirs :

- L'herbe coupée
- Les fleurs
- Le bois
- Les fruits mûrs et sucrés
- Les gâteaux, le chocolat

La connexion sociale du cerveau

Dans sa pièce *Huis clos*, Jean-Paul Sartre écrivait : « L'enfer c'est les autres. » S'il pouvait parler, le cerveau dirait plutôt que l'enfer c'est la solitude. Il a besoin de vie sociale, de contacts, de surprises et de contradicteurs. Tout ce qui l'aide à communiquer augmente le score de connexions entre neurones. Les partages, les échanges et même les disputes augmentent l'activité d'une molécule dont on commence à mesurer l'importance : l'**ocytocine**. Paracelse aurait pu en faire un constituant de son baume perpétuel. Cette hormone est aussi appelée hormone de l'amour, de l'attachement ou de la fidélité. C'est grâce à elle que nous avons envie de sortir de chez nous, de rencontrer d'autres personnes, de nous installer en couple et aussi de manger. Elle se retrouve chez les oiseaux, les reptiles, les invertébrés aussi bien que chez les êtres humains. Une autre fonction de l'ocytocine est la contraction des muscles. Elle contracte les muscles de l'utérus au moment de l'accouchement et elle stimule d'autres muscles pendant l'orgasme chez la femme ou l'homme. Après l'accouchement, l'ocytocine monte brutalement. Ce pic d'ocytocine post-accouchement stimule l'attachement entre la mère et son enfant.

Le cerveau n'est pas le seul organe à avoir besoin de connexion sociale et de pics d'ocytocine. Tout le reste de notre corps en profite. L'hormone de l'amitié et de l'amour diminue l'inflammation, aide les vaisseaux sanguins à se réparer spontanément et protège des maladies cardiovasculaires. Dernier effet positif : l'ocytocine calme la faim. Les aliments sont moins excitants grâce à elle. En groupe avec des amis, en couple, on s'intéresse moins aux gâteaux et au chocolat. Les volontaires à qui l'on a donné de l'ocytocine mangeaient un quart de moins des sucreries offertes à volonté. Tout est bon pour faire monter son ocytocine. Vous pouvez, au choix, tomber ou retomber amoureux, inviter votre amoureux ou votre amoureuse à une fête, lui écrire une lettre passionnée. Vous serez rassasié de sentiments et vos neurones activeront de nouvelles connexions. Faites quand même attention aux relations en ligne dont il n'est pas sûr qu'elles font autant monter l'ocytocine que les contacts dans la vie réelle.

L'ALCHIMIE MAGNÉTIQUE

Le magnétisme est à la fois une magie et une science. Il s'inspire des travaux d'un disciple de Paracelse, ami de Mozart à Salzbourg, Franz Anton Mesmer. Comme Paracelse, il croyait au pouvoir d'un fluide universel aux propriétés magnétiques. Franz Anton Mesmer s'était nourri de ses études de philosophie, de droit, puis de médecine avant de se passionner pour le magnétisme. Le fluide magnétique qui a fait sa gloire était censé restaurer l'énergie du corps. Les rois et les nobles lui ont fait confiance. Louis XVI lui-même s'est attaché ses services. Au départ, Mesmer se servait d'aimants qu'il fixait sur les mains de ses patients. Puis, devant un succès croissant, il vint à manquer d'aimants. Alors, il construisit un baquet de cinquante centimètres de haut pour traiter plusieurs personnes à la fois. Il le remplissait d'eau avant de le magnétiser. Vingt malades pouvaient s'asseoir tout autour du baquet. Une corde est tenue par tous les participants. Elle les relie tous et permet au « fluide magique » de circuler. De grands miroirs réfléchissaient ce fluide également transmis par des sons musicaux eux-mêmes magnétisés. Mesmer jouait sur son harmonica de verre pour augmenter la puissance des courants magnétiques. Quand l'un des patients allait trop mal, il était traité dans ce que Mesmer appelait la chambre des crises. Pour les patients les plus pauvres, le magnétiseur installait un arbre magique permettant un traitement collectif et en plein air. Son arbre guérisseur ressemblait à un grand sapin de Noël autour duquel on venait chercher la santé et la guérison de l'esprit.

Franz Anton Mesmer est resté célèbre pour ses guérisons miraculeuses. L'une des plus fameuses est celle d'une jeune aveugle, Maria Theresia Paradis. Pendant plusieurs années, les meilleurs médecins de Vienne ont tenté de la soigner. Malgré plus de trois mille décharges électriques infligées par les médecins « classiques », Maria Theresia Paradis était toujours aveugle. Seul Mesmer lui a rendu la vue par l'effet de quelques séances de magnétisme. La médecine moderne verrait bien dans ce miracle l'action de la suggestion ou du placebo plus que ceux d'une technique magique… Les collègues de Mesmer ont eux aussi mis en doute la guérison miraculeuse. Mais les critiques n'ont pas arrêté Mesmer dans sa quête de nouveaux traitements.

Joueur d'harmonica et mélomane, il n'hésitait pas à mêler magnétisme et musique. Il faut dire que Mesmer était en contact avec les plus grands musiciens de son temps. Cet art comptait pour lui presque autant que la médecine. Il vivait à Vienne, au cœur de la musique, fréquentait Gluck, Haydn et toute la famille Mozart. À l'occasion, il magnétisait les cantatrices avant ou après leur prestation. En s'immergeant dans le baquet de Mesmer, une diva viennoise a retrouvé sa voix. Malgré ses succès, le magnétisme a fini par davantage inquiéter que séduire.

L'histoire a pourtant donné en partie raison au disciple de Paracelse. Les traitements par magnétisme font maintenant leurs preuves sur le cerveau comme sur les émotions. Aujourd'hui, le magnétisme est produit par une bobine de stimulation transcrânienne. On la pose sur le front ou sur les cheveux pour envoyer un champ magnétique dans le cerveau. Les effets de ce magnétisme scientifique n'en finissent pas d'étonner. La stimulation magnétique transcrânienne (TMS) augmente la quantité de dopamine présente dans le cerveau. Elle stimule en plus le GABA, un calmant naturel des neurones.

L'action alchimique du magnétisme passe par des changements de connexion entre neurones ou entre zones du cerveau. Le magnétisme « traite » la partie du cerveau la plus proche du front, le cortex cingulaire antérieur. C'est lui qui s'active quand nous sommes tristes ou simplement émus. Il envoie trop de messages décourageants chez ceux qui vivent dans le chagrin. Une bobine magnétique bien placée le calme et l'oblige à envoyer moins de signaux à l'ensemble du cerveau. Le même effet de déconnexion du cortex cingulaire antérieur se voit quand on change sa manière de raisonner ou ses pensées automatiques.

Méfiez-vous des marchands d'orviétans

Un charlatan né à Orvieto en Italie, Christofo Contugi, a inventé l'orviétan. Avec son orviétan il promettait la guérison des maux du corps et de l'âme. Il l'a vendu dans son pays puis en France. Pour le préparer, il mélangeait de la thériaque (un mélange de rondelles de vipères, de pavot, d'opium, de gingembre, d'iris de Florence, de poivre et de valériane) à des vipères sèches avec leur cœur et leur foie. La difficulté de la préparation était un gage de sérieux et d'efficacité. Heureusement, l'orviétan n'est plus produit aujourd'hui mais nous avons encore des marchands d'orviétans. Pour ne pas me fâcher avec trop de monde, je ne vous en dresse pas la liste. Je vous conseille seulement de vous méfier de ceux qui vous promettent des substances ou des techniques infaillibles de santé ou de bonheur. Toutes les vraies médecines sont imparfaites. Il n'y a que les orviétans qui prétendent tout guérir. Derrière chaque miracle annoncé en médecine, se cache la possibilité d'un danger, d'une erreur ou d'une imposture. Le bon sens doute ou fait douter. Le manipulateur, lui, est sûr de ses effets.

PARACELSE AUJOURD'HUI

Les Paracelse d'aujourd'hui traitent les maladies dépressives avec de drôles de méthodes, entre magie et science.

La **kétamine**, connue depuis longtemps comme anesthésique, fait disparaître les dépressions pendant quatre à cinq heures en une seule dose. La kétamine divise par deux les scores de dépression mesurés par une échelle de mauvaise humeur. Pour l'instant, le traitement n'est pas généralisé mais il suscite beaucoup d'intérêt et de curiosité. C'est la première fois qu'une molécule change aussi vite les émotions. Imaginez un parfum à la kétamine que l'on pourrait respirer pour reprendre confiance dès que la vie paraît lourde ou triste.

L'**ayahuasca** est encore plus mystérieux. Cette boisson a été inventée par les chamanes d'Amazonie. Elle se prépare avec des lianes trempées dans l'eau bouillante. Leur nom amazonien est lianes des esprits, lianes des âmes ou lianes des morts. La décoction de lianes met en transe celle ou celui qui en boit. À la fin de sa transe, il a des visions sur son avenir. Boire de l'ayahuasca purifie et fait revenir les souvenirs enfouis.

L'ayahuasca pourrait aussi aider à se concentrer sur l'instant présent et à se détacher de ses émotions désagréables. Elle est censée guérir l'impulsivité, la perte de contrôle de soi, le stress post-traumatique et les addictions. Peut-être que la médecine du bonheur de demain s'en servira comme d'un stimulant aux psychothérapies. Attendons quand même le résultat des recherches sur la toxicité du produit pour boire une infusion de lianes magiques. En l'état, Paracelse aurait regardé de près ce produit dont on ne sait pas encore s'il est toxique ou utile, efficace ou dangereux. Rend-il fou ou sage, ou les deux à la fois ? Tout est peut-être question de dose, dirait Paracelse.

Le **millepertuis** sert de « chasse démon » depuis plus de deux mille ans. On l'appelle aussi herbe de la Saint-Jean. Cette herbe vient de quitter le rayon de l'herboristerie naturelle pour se rapprocher de la médecine classique. Elle est maintenant considérée comme un vrai médicament de la dépression. Plus de trois mille huit cents personnes en ont reçu et ont vu leur état s'améliorer sans effets secondaires. Là encore, quelques études nous manquent avant de pouvoir le conseiller sans risque ni hésitation.

Les psychiatres les plus alchimistes testent même les **hallucinogènes**. Une équipe berlinoise utilise différentes drogues, dont le LSD et la psilocybine, pour créer des transes, des sensations de joie artificielle et des expériences sacrées chez des volontaires. Les patients berlinois qui ont connu la transe assurent qu'en se réveillant ils regardent leur vie d'une autre manière. Certains psychothérapeutes, pourtant très sérieux, estiment que les hallucinogènes pourraient favoriser le travail de l'esprit. Chez ceux qui ont vécu un traumatisme, ces drogues permettent de parler sans gêne de leurs difficultés. Ils retrouvent plus facilement leurs souvenirs et les abordent avec moins de réticence. Il est probable que ces pratiques resteront exceptionnelles et même clandestines.

Questionnaire d'alchimie personnelle

Ces quelques questions révèlent la manière dont vous stimulez votre cerveau et vos émotions. Savez-vous user d'une magie quotidienne ? Répondez par oui au non aux propositions qui suivent pour le savoir

1. J'arrive à faire ce qu'il faut pour remplir mes objectifs au travail, dans ma vie amoureuse.

2. J'essaye d'avoir le plus d'activités sociales possible.

3. Je préfère m'engager dans des activités nouvelles, même si je risque d'être déçu.

4. Je suis capable de me déconnecter de mon travail et de prendre de vraies vacances au contact de la nature.

5. J'aime bien les activités nouvelles qui sont pour moi un défi.

6. Je préfère agir, rencontrer des personnes nouvelles et connues plutôt que de réfléchir seul à ma vie.

7. Je me débrouille bien pour désamorcer les conflits en amitié, en amour et au travail.

8. Quand je pense à l'avenir, j'ai des idées précises de ce dont j'ai envie.

9. Je préfère toujours sortir de chez moi plutôt que rester devant la télévision ou l'ordinateur.

10. J'ai sélectionné des musiques que j'écoute pour me sentir bien.

Ces propositions s'inspirent de la *Cognitive Behavioral Avoidance Scale*. Si vous avez au moins cinq réponses positives, vous appliquez des stratégies de pensée et de comportement protectrices. Vous prenez soin de la chimie de votre cerveau et de vos émotions. Paracelse serait content de vous.

Accessoires d'alchimie cérébrale

Une* playlist *de musiques stimulant les deux hémisphères du cerveau

La *Sonate Koechel 448* de Mozart et la « Marche Turque ».

Une image du mot orange en trois couleurs

Pour diminuer le stress et résister aux bruits extérieurs.

Un bain ou une séance de sauna

Pour traiter la déprime par le chaud.

Un parfum de chocolat, d'orange ou d'herbe coupée
Pour retrouver des images et des souvenirs perdus.

Des amis pour jouer au Scrabble
Pour stimuler la mémoire et les zones cérébrales de reconnaissance des mots.

***Une reproduction de la toile de Vincent Van Gogh,* Le Jardin de l'hôpital d'Arles**
Pour connecter ses hémisphères cérébraux.

EXERCICES D'ALCHIMIE CÉRÉBRALE

Relisez tout Harry Potter

Pour une expérience d'optimisme, d'ouverture à l'instant présent, de reconnexion avec l'enfance. Vous pourrez y rechercher la référence à Paracelse.

Faites monter vos endorphines en courant trente minutes

L'exercice physique qui augmente de 30 % le rythme cardiaque stimule la production par le cerveau des morphines naturelles. Vous vous en apercevez par l'impression de bien-être qu'apporte le mouvement (marche rapide, course ou autre exercice). Vous vous stimulez sans vous épuiser.

Faites baisser votre adrénaline en respirant en pleine conscience

Les poumons sont connectés au cerveau. Prenez une dizaine d'inspirations profondes, les plus lentes possible. Votre pouls ralentit et vous faites chuter votre adrénaline. Après cet exercice, à vous d'enchaîner d'autres séquences d'adrénaline basse en ayant des pensées agréables.

Activez votre ocytocine par une rencontre

Dès que vous rencontrez un ami, un parent ou toute autre personne dans la vraie vie, vous stimulez l'hormone sociale de votre cerveau : l'ocytocine. Elle monte encore plus haut quand la rencontre vous engage émotionnellement ou amoureusement. Le même effet n'est hélas pas produit par les messages sur Internet ou des mails déconnectés d'émotions.

Faites pousser vos neurones en courant

Cet exercice alchimique se pratique en routine chez les plus âgés. Ils gagnent de la mémoire et des neurones aussitôt qu'ils se lèvent, marchent ou dansent. La cause en est le facteur de croissance des neurones, particulièrement sensible aux mouvements.

Craquez pour des friandises pro-sérotonine

Vous n'êtes jamais en manque de sérotonine avec un régime normal. Mais vous pouvez quand même vous offrir quelques friandises riches en tryptophanes, la molécule qui est à la base de la sérotonine. Vous en trouverez dans le chocolat noir, les arachides, les amandes et les noix de cajou.

Isolez votre cerveau en musique

La musique vous rend moins sensible aux bruits extérieurs. Elle vous rend aussi plus tolérant aux mots ou paroles désagréables, vous les percevez moins. Ils ont moins de charge émotionnelle. Tout se passe comme si votre cerveau s'immunisait grâce à la musique. L'effet a été testé avec Mozart. Vous pouvez essayer avec d'autres musiques.

Visualisez un citron en train d'être coupé

Vous produisez une image mentale de tonalité neutre. Vous allez juste après vous sentir de meilleure humeur. Vous entraînez une capacité cérébrale utile : l'anticipation et la rêverie éveillée.

Écrivez une lettre de gratitude

Notez vos trois principaux motifs de satisfaction ou de gratitude. Offrez-les à celui ou celle qui partage votre vie. Écrivez-les idéalement à la plume, sur une belle feuille. Vous ferez juste après une cure de gratitude. Elle va changer vos neurones. L'effet dure au moins trois jours.

Chauffez votre corps pour réveiller les neurones

Utilisez le soleil, sous un parasol, ou alors prenez un bain chaud. Quand la température de votre corps monte d'un degré et demi, le niveau de bonne humeur suit. L'exposition au chaud doit durer au moins quinze minutes. L'effet, lui, pourrait persister pendant un mois.

Jouez au Scrabble avec votre cerveau

Vous apprenez à changer de point de vue en lisant horizontalement et verticalement. La mémoire et les molécules de la convivialité sont activées. Vos neurones changent de forme. Ils sont plus vifs et mieux connectés.

Testez l'effet animal familier

Un chien vous fera augmenter de 30 % votre exercice physique. Avec tout autre animal, vous vous concentrez sur l'instant présent. En plus, vous augmentez votre taux d'immunoglobulines qui protègent des infections. Quel que soit l'animal, au moment où vous le voyez, vous entraînez votre cerveau à produire des émotions.

Stimulez votre circuit Marcel Proust

Concentrez-vous sur une odeur de votre enfance. Elle va apporter avec elle des images et des souvenirs. Les odeurs les plus stimulantes sont celles de l'herbe coupée, des fleurs, du bois, des fruits mûrs ou du chocolat.

UTILISER POUR SOI LA MÉDECINE DU BON SENS

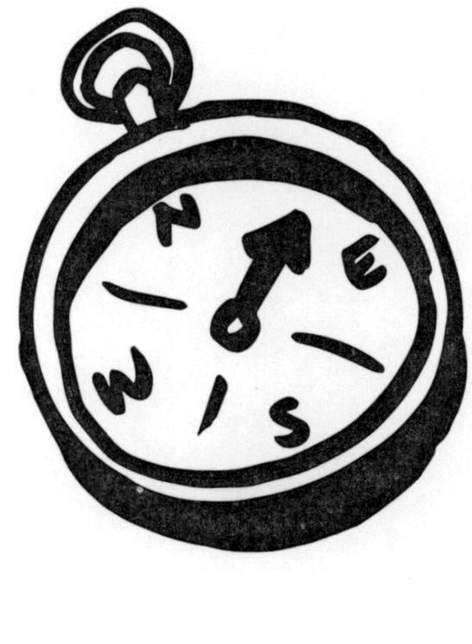

« Le meilleur médecin est la nature : elle guérit les trois quarts des maladies et ne dit jamais de mal de ses confrères. »

Louis Pasteur

« Mon médecin m'a recommandé d'arrêter les petits dîners pour quatre. À moins qu'il n'y ait trois autres personnes. »

Orson Welles

La médecine du bon sens dont nous avons tous besoin repose sur quatre grands principes. Chacun de ces principes s'inspire d'une grande époque de l'humanité, dont certains usages sont encore valables aujourd'hui. Revenir aux origines de la médecine n'a donc rien de rétrograde ni de conservateur. Voyager dans l'histoire de la médecine et dans celle de la sagesse est l'occasion de collecter des expériences utiles à notre santé. À vous d'en tester les effets sur vous-même ou/et sur vos proches. Dès que vous en mesurerez les bienfaits, intégrez-les à votre mode de vie.

Faire confiance à sa nature, à son instinct, à ses forces de caractère, et même à ses coups de blues, est le premier pas vers le bon sens. Cette idée vient de la Préhistoire, période de lutte et de conquête s'il en est. Grâce à la confiance en soi, on mange à sa faim, sans régimes impossibles, avec suffisamment de graisses et d'aliments cuits. Être confiant c'est aussi prendre au sérieux ses moments de bavardage ainsi que ses petites ou grandes réussites. De plus, la confiance préhistorique n'est pas une démarche solitaire. Les *Sapiens* et les Néandertaliens ont compris la puissance du collectif, de la communication et de l'entraide. Les peuples de la Préhistoire ont progressé en tribus. À chaque rencontre, ils échangeaient, communiquaient, inventaient à l'occasion un langage ou des rituels. Les *Sapiens* respectaient leur propre rythme ainsi que les saisons. Ils hibernaient pour survivre à l'hiver en se mettant en lieu sûr. Il est nécessaire que nous aussi respections les saisons et nos propres cycles. Leur exemple nous autorise à nous replier ou à prendre le temps sans culpabilité quand vient un coup de fatigue ou le découragement. Nous leur ressemblons plus que nous ne le croyons. Les peuples de la Préhistoire nous ont transmis une partie de leurs gènes, de leurs forces de caractère et de leur pouvoir de résistance. À nous de retrouver aujourd'hui le meilleur de leurs habitudes de santé et leurs stratégies de défense qui leur ont permis de résister sans technologie.

Quelques pratiques simples inspirées de nos ancêtres préhistoriques peuvent nous apporter au quotidien un peu de leur confiance. L'histoire du développement cérébral apprend que la marche et la position debout ont été déterminantes dans la construction du cerveau tel que nous en profitons aujourd'hui. Entretenez ce privilège d'avoir un cerveau développé en continuant à **marcher, courir ou à vous dépenser physiquement au moins trente minutes par jour**.

L'eau que l'on boit stimule les centres cérébraux de la satiété autant que la nourriture, alors rassasiez-vous en **buvant lentement un verre d'eau** plutôt qu'en vous chargeant d'aliments caloriques. L'*Homo sapiens* n'ayant pas de sucreries à sa disposition, il se limitait, à l'exception des fruits, aux **sucres lents**. Inspirez-vous de son exemple en préférant les légumes, les féculents et tous les aliments qui ne créent pas de pic de sucre dans le sang.

Les peuples de la Préhistoire devaient impérativement **mâcher leurs aliments**. Là encore, cette contrainte leur a été bénéfique. La mastication reste une bonne pratique de santé : elle oblige à se concentrer sur ses repas, permet d'éviter le grignotage machinal, et est un excellent antidépresseur. Deux aliments venant de la Préhistoire apportent avec eux des trésors de santé : la **graine de caroube** qui remplace avantageusement le chocolat, et le **menthol** qui régule la faim et détend.

Les peintures de Lascaux sont non seulement l'une des premières œuvres de l'humanité, mais elles enseignent aussi une bonne manière de vivre son narcissisme. Il est motivant de **cultiver ses bons souvenirs**, de noter ses motifs de fierté voire d'en faire des croquis ou des photos qui seront utiles les jours de découragement à titre d'exemple ou de témoignage.

Face à la pression moderne, au besoin de rentabilité, au surmenage, la sagesse chinoise nous apporte des clés plus simples qu'on ne le croit : n'affrontez pas ce qui vous gêne ou vous déplaît ! Écartez-vous-en lentement en vous concentrant sur l'essentiel. La sagesse chinoise nous enseigne à moins chercher le « pourquoi » que le « comment », à faire moins confiance aux mots, aux grands concepts qu'aux petits gestes de bien-être.

Elle nous éloigne des grandes théories qui prétendent répondre à tout pour nous rapprocher de penseurs plus modestes qui posent plus de questions qu'ils ne donnent de réponse. La médecine chinoise préfère la prévention et la culture de la santé aux soins agressifs, et s'intéresse autant au corps qu'à l'esprit. Elle invite à des expériences en apparence simples, mais pourtant riches en émotions positives.

S'il fallait ne garder que quelques expériences parmi les nombreux principes de la sagesse chinoise, on pourrait commencer par **boire un thé** après l'avoir préparé soi-même dans les règles de l'art, en pleine conscience. Au nom du principe du Yin et du Yang, endormez-vous facilement après une journée riche et active : faites des **rencontres stimulantes** ou de **nouveaux apprentissages**, tout cela aide à trouver le sommeil. Dans la sagesse chinoise, corps et esprit sont en harmonie. Prenez votre temps, écoutez, respirez avant de parler ou d'agir, et intéressez-vous à ce qui compte pour vous plutôt qu'aux objectifs que vous vous imposez. Ces pratiques de méditation et de retour sur soi sont à la portée de toutes et tous. Il n'y a nul besoin d'être un bonze, un ascète ou un grand connaisseur de la pensée chinoise pour goûter avec un thé, un carré de chocolat et une bonne musique le **bien-être de l'instant présent**.

Hippocrate apporte lui aussi son lot de bon sens. En suivant le père de la médecine moderne, vous apprenez à ne pas vous faire de mal, à ne pas vous intoxiquer, à ne pas vous maltraiter avec des régimes inutiles, et à préférer les recommandations dont les effets sont validés par la science et l'expérience. La médecine inspirée par Hippocrate suggère que l'on se protège en priorité des vrais dangers comme les addictions à l'alcool ou au tabac plutôt que d'essayer de traiter toutes les maladies à la mode. L'anti-hippocratisme moderne consiste à redouter des menaces imaginaires avec une cigarette à la main.

En tout cas, si Hippocrate devenait votre médecin traitant, il vous prescrirait une **marche de quinze minutes** après le repas en regardant le ciel ou le vert des arbres, et vous conseillerait de faire de vos aliments un médicament. Pour cela, mangez trois fois par semaine des **poissons riches en vitamine D**, qui protègent les neurones du centre du cerveau portant les émotions, des **fruits** pour vous hydrater et vous apaiser, sans oublier le brocoli qui agit de façon spectaculaire sur votre bonne humeur et votre santé.

En cultivant le bon sens et le respect de la nature, Hippocrate estimait que l'amour et l'amitié étaient deux des principes de base d'une bonne santé. La sagesse d'Hippocrate est donc une sagesse optimiste. Elle s'appuie sur les **pouvoirs d'autoprotection** et d'**autoréparation** du corps comme de l'esprit.

Le bon sens en médecine n'exclut ni le rêve ni la magie. Les expériences les plus récentes sur la biologie du cerveau prouvent qu'il y a en chacun de nous un alchimiste caché. Paracelse a été rattrapé par les recherches en neurosciences. Vous pouvez plus facilement qu'un alchimiste faire baisser votre adrénaline et demander à votre cerveau de fabriquer des morphines naturelles en vous faisant plaisir. Vous pouvez aussi, en cultivant les bons moments du quotidien, vous entraîner à déconnecter les zones du cerveau qui portent la tristesse, le regret ou le découragement. Parler de soi, se souvenir de son passé, vivre l'instant présent, tout cela procure du bien-être et change la manière dont communiquent entre elles les parties du cerveau porteuses de raison ou d'émotions.

Les alchimistes se servaient du feu pour chercher la quintessence. Un protocole tout récent a démontré qu'une **heure de chaleur** fait du bien et peut agir comme un antidépresseur. Alors privilégiez les **bains chauds** ou les **séjours au soleil**. Comme les alchimistes qui initiaient leurs novices par des images et de la musique, les neurosciences actuelles ont révélé qu'écouter du Mozart pendant **dix minutes** rendait plus calme, plus intelligent et plus résistant aux mots ou idées désagréables ou angoissants, ou que contempler une toile de Vincent Van Gogh rendait plus créatif, plus productif, en reconnectant les deux hémisphères du cerveau. Essayez également de retrouver vos souvenirs perdus avec une **odeur d'herbe coupée** ou de **chocolat**…

Les nouvelles alchimies cérébrales nous apprennent que la moindre rencontre agréable ou la moindre expérience de bon sens stimule les morphines, l'ocytocine et la dopamine du cerveau. Les chercheurs en neurosciences sont encore plus optimistes que les alchimistes de l'époque. Ils ne cessent de découvrir les pouvoirs magiques d'évolution et de transformation du cerveau. Plus leurs recherches progressent, plus ils sont impressionnés par les capacités cérébrales de résilience, de psychoplasticité ou de reprogrammation.

Toutes ces idées venues de l'histoire invitent à essayer de nouvelles pratiques toutes simples, à adopter de nouvelles manières de réfléchir, de bouger ou de penser. Tout comme les *Sapiens*, les sages chinois, Hippocrate ou Paracelse, il faut **tester** ces gestes quotidiens. L'histoire de la santé est un encouragement au mouvement. Elle nous demande d'innover, de sortir de notre zone de confiance.

Après avoir goûté à la médecine du bon sens, vous aurez envie de recommencer et de transformer l'expérience en **habitudes de santé**.

Le premier feu qui a été allumé dans l'histoire de l'humanité a été une bonne surprise. C'est lorsque *Sapiens* a été capable de maîtriser à volonté le feu, qu'il s'est développé et a pu progresser.

Bien sûr, on n'acquiert pas la sérénité des sages chinois en un seul jour. Mais en adoptant de bons réflexes de comportement et de pensée, on peut s'en approcher.

Le régime hippocratique n'est lui aussi qu'une question d'entraînement. Il est inutile de se restreindre ou de s'empêcher de manger. Ce qui compte, c'est la manière dont on se nourrit chaque jour. En ce qui concerne l'activité physique, seul l'entraînement régulier fait du bien, puis progresser. On ne devient pas sportif en tapant une fois sur un ballon ou dans une balle. Dans le domaine, l'inspiration compte moins que la transpiration. Il faut bien des échecs, des découragements, pour qu'un comportement utile s'intègre dans notre style de vie, dans notre identité.

Chacun peut adapter à sa personnalité ces principes de bases et les exercices qui en découlent. Le bon sens fait confiance à votre instinct, à vos goûts comme à votre personnalité. Toutes les cartes sont entre vos mains. Vous avez vos ressources personnelles, les expériences de la médecine classique et leur application pour aujourd'hui. Maintenant, à vous de jouer !

BIBLIOGRAPHIE

Quelques livres inspirés et « inspirants »

Les pages qui suivent vont vous présenter les références de tous les articles et recherches utilisés pour nourrir les conseils de la médecine du bon sens.

Avant de les parcourir, voici quelques livres particulièrement « inspirants ».

Le premier est *The Intentional Brain. Motion, Emotion and the Development of Modern Neuropsychiatry*, Johns Hopkins University Press, 2016. Il a été écrit par un professeur de neurologie londonien, Michael R. Trimble. Il démontre comment le cerveau a évolué de la Préhistoire à aujourd'hui et comment la neurologie, la psychologie et la psychiatrie ont découvert les secrets de son fonctionnement.

La lecture de *Sapiens* (Albin Michel, 2015), traduit de l'anglais par Pierre-Emmanuel Dauzat, de Yuval Noah Harari, a été une autre source de réflexion. Les rares personnes qui n'ont pas encore lu l'essai décapant de ce professeur d'histoire ont beaucoup de chance. Elles vont faire de grandes découvertes. Elles y croiseront des *Homo sapiens* proches et édifiants. Là encore, il est question de développement du cerveau, de l'évolution du comportement et des émotions.

L'univers de la pensée chinoise paraît clair et accessible, aussitôt que l'on se plonge dans la somme de connaissances du professeur Anne Cheng, *Histoire de la pensée chinoise* (Le Seuil 1997 ; Points Seuil, 2014). Cet essai cite les plus grands textes de la sagesse chinoise et les réordonne dans une perspective historique. On y voit passer des sages, des guerriers, des médecins, des empereurs discutant avec des philosophes. Titulaire de la chaire d'Histoire intellectuelle de la Chine au Collège de France, Anne Cheng rend abordables pour les non-spécialistes des concepts complexes sans céder à la facilité ou aux caricatures sur le zen ou la Chine.

Au sujet d'Hippocrate, nous avons la chance de pouvoir lire Jacques Jouanna, professeur émérite à l'Université Paris Sorbonne et membre de l'Institut. Son livre sur Hippocrate (Les Belles Lettres, 2017) est bien plus qu'une biographie. En choisissant pour le lecteur le meilleur des philosophes et historiens grecs classiques, J. Jouanna nous livre une leçon de vie, de sciences et de rigueur.

Enfin, un grand merci à René Allendy qui a reconstitué la vie souvent mystérieuse de Paracelse dans *La Fabuleuse histoire de Paracelse, génie méconnu* (Édition H2A, 2015).

Quelques guides de santé, de bien-être et de bonne humeur au quotidien

Frédéric Saldmann, *Le meilleur médicament c'est vous*, Albin Michel, 2013.

Prenez votre santé en main, Albin Michel, 2015.

Votre santé sans risque, Albin Michel, 2017.

Christophe André, *Méditez jour après jour. 25 leçons pour vivre en pleine conscience*, L'iconoclaste, 2011.

La vie intérieure, L'iconoclaste, 2018.

1. La Préhistoire

Stanley Boyd Eaton, Melvin Konner, « Paleolithic Nutrition. A consideration of its nature and current implications », *New England Journal of Medicine*, (1985) 312 (5), p. 283-289.

Jacques Cayotte, « La médecine aux temps préhistoriques », *Journal de l'Académie Nationale de Médecine*, 1976-1977, p. 285-304.

Jamie S. Churchyard, Kathryn Buchanan, « Which Way to Well-being : “More of The Same” or “Trying Something Novel” ? The association of comfortable and experimental behavioral styles to well-being », *Personality and Individual Differences*, 109 (2017), p. 35-43.

Meghan W. Cody, Bethamy Teachman. « Global and Local Evaluations of Public Speaking Performance in Social Anxiety », *Behavioral Therapy*, 42 (4), (2011), p. 601-611.

Stanley Finger, *Origins of Neuroscience : A History of Explorations Into Brain Function*, Oxford University Press, 2001, p. 14.

Sigmund Freud, *Totem et tabou,* traduit de l'allemand par D. Tassel, Petite Bibliothèque Payot, 2004.

James Tait Goodrich, « Prehistoric Skull Trepanation : Clearly a Worldwide Phenomenon », *World Neurosurgery*, 80 (6), 2013, p. 819-820.

Erkan Gören, « The biogeographic Origins of Novelty-seeking Traits », *Evolution and Human Behavior,* 37 (2016), p. 456-469.

Tom J. Hazell, Hashim Islam, Logan K. Townsend, et coll, « Effects of Exercise Intensity on Plasma Concentrations of Appetite-regulating hormones : Potential Mechanisms », *Appetite*, 98 (2016), p. 80-88.

Kristin K. Hoddy, Catherine Gibbons, Cynthia M. Kroeger, et coll, « Changes in Hunger and Fullness in Relation to Gut Peptides Before and After 8 Weeks of Alternate Day Fasting », *Clinical nutrition*, 35 (2016), p. 1380-1385.

Scott C. Hutchings, Katy M. Horner, Victoria A. Dible, et coll, « Modification of Aftertaste With a Menthol Mouthwash Reduces Food Wanting, Liking, and *ad libitum* of potato crisps », *Appetite*, 108 (2017), p. 57-67.

Nicholas Jourjine, Brendan C. Mullaney, Kevin Mann, et coll, « Coupled Sensing of Hunger and Thirst Signals Balances Sugar and Water Consumption », *Cell*, 2016. 166. p. 855-866. http://dx.doi.org/10.1016/j.cell.2016.06.046

Christian S. Kessler, Rainer Stange, Maike Schlenkermann, et coll, « A Non-Randomized Controlled Clinical Trial on 8 Weeks of Intermittent Fasting (24h par week) », *Nutrition* (sous presse).

Louise P. Kirsch, Cosimo Urgesi, Emily S. Cross, « Shaping and Reshaping the Aesthetic Brain : Emerging Perspectives on The Neurobiology of Embodied Aesthetics », *Neuroscience and Biobehavioral Reviews*, 62 (2016), p. 56-68.

Mark Manson, *The Subtle Art of Not Giving a Fuck. A Counterintuitive Approach to Living a Good Life*, Harper One, USA, New York, 2016.

Thomas Maran, Pierre Sachse, Markus Martini, et coll, « Benefits of a Hungry Mind : When hungry, Exposure to Food Facilitates Proactive Interference Resolution », *Appetite*, 108 (2017), p. 343-352

Joanic Masson, Amal Bernoussi, Olivier Chambon, « Pratiques rituelles transe et psychothérapies : à partir de deux orthopratiques », *L'Évolution psychiatrique*, 2012, 77 (4).

Kathleen J. Melanson, Daniel L. Kresge, « Chewing gum Decreases Energy Intake at Lunch Following a Controlled Breakfast », *Appetite*, 118 (2017), p. 1-7.

Christine Mirabel-Sarron, Aurélie Docteur, Loretta Sala, Eryc Siobud-Dorocant, *Mener une démarche de pleine conscience. Approche MBCT*, Collection psychothérapie pratique, Dunod, 2012.

Jamie P. Monat, « The Emergence of Humanity's Self-Awareness », *Futures*, 86 (2017), p. 27-35.

Emilia Papakonstantinou, Nickoloas Orfanakos, Paul Farajian, et coll, « Short-term Effects of a Low Glycemic Index Carob-containing Snack on Energy Intake, Satiety, and Glycemic Response in Normal-Weight, Healthy Adults : Results From Two Randomized Trials », *Nutrition*, 42 (2017), p. 12-19.

Eunyoung Park, Indika Edirisinghe, Taichi Inui, et coll, « Short-term Effects of Chewing-gum on Satiety and Afternoon Snack Intake in Healthy Weight and Obese Women », *Physiology & Behavior*, 159 (2016), p. 64-71.

Rachel Rosenthal, Hollie Raynor, « The effect of Television Watching and Portion Size on Intake During a Meal », *Appetite*, 117 (2017), p. 191-196.

Bruno SENGHOR, Cheikh SOKHNA, Raymond RUIMY, Jean-Christophe LAGIER, « Gut Microbotia Diversity According to Dietary Habits and Geographical Provenance », *Human Microbiome Journal* (sous presse).

Corinne N. SIMONTI, Benjamin VERNOT, Lisa BASTARACHE, « The Phenotypic Legacy of Admixture Between Modern Humans and Neandertals », *Science* 12, Feb 2016.

Lilly SINGH, *How to Be a Bawse. A Guide to Conquering Life*, Ballantine Books, 2017

Jana STRAHLER, Urs M. NATER. « Differential Effects of Eating and Drinking on Wellbeing – An Ecological Ambulatory Assessment Study », *Biological Psychology* (sous presse).

Dominic M.D. TRAN, R. Frederick WESTBROOK, « A High-Fat High-Sugar Diet-Induced Impairment in Place-Recognition Memory is Reversible and Training-Dependent », *Appetite*, 110 (2017), p. 61-71.

2. La Chine

Ben AINSWORTH, H. BOLDERSTON, M. GARNER, « Testing The Differential Effects of Acceptance and Attention-Based Psychological Interventions on Intrusive Thoughts and Worry », *Behaviour Research and Therapy*, 91 (2017), p. 72-77.

E.A. ARENS, P. ZEIER, C. SCHWIEREN, et coll, « The Perils of Aiming Too High : Discrepancy Between Goals and Performance in Individuals With Depressive Symptoms »,

Journal of Behavioral Therapy and Experimental Psychiatry, 58 (2018), p. 12-17.

Martin Buber, *Les Récits hassidiques*, trad. de l'allemand par Armel Guerne, Éditions du Rocher, 1985, coll. Points Seuil, 1996.

Agnes S. Chan, Queenie Y. Wong, Sophia L. Sze, et coll, « A Chinese *Chan*-based mind-body intervention for patients with depression », *Journal of Affective Disorders*, 142 (2012), p. 283-289.

André Comte Sponville, *Dictionnaire philosophique*, PUF, 2013.

Kevin P. Gosselin, Brian Holland, Angela Mulcahy, et coll, « Music for Anxiety Reduction and Performance Enhancement in Nursing Simulation », *Clinical Simulation in Nursing*, 12 (2016), p. 16-23.

Rick Hanson, Richard Mendius, *Le Cerveau de Bouddha*, Pocket, 2013.

Ben Isbel, Mathew J. Summers, « Distinguishing the Cognitive Processes of Mindfulness : Developing and Standardised Mindfulness Technique for Use in Longitudinal Randomised Control Trials », *Consciousness and Cognition*, 52 (2017), p. 75-92.

F. Jermann, J. Billieux, F. Larøi, et coll, « Mindful Attention Awareness Scale (MAAS) : Psychometric Properties of the French Translation and Exploration of Its

Relations With Emotion Regulation Strategies », *Psychological assessment*, 21 (4) ; 2009, p. 506-14. doi : 10.1037/a0017032.

Prathik Kini, Joel Wong, Sydney McInnis, et coll, « The effects of Gratitude Expression on Neural Activity », *NeuroImage*, 128 (2016), p. 1-10.

Leonie Kirszenblat, Bruno van Swinderen, « The Yin and Yang of Sleep and Attention », *Trends in Neurosciences*, december 2015, vol. 38, n°12.

Ilios Kotsou, *Éloge de la lucidité. Se libérer des illusions qui empêchent d'être heureux*, Marabout, 2015.

Ilios Kotsou, Christophe Leys, Pierre Fossion, « Acceptance Alone is a Better Predictor of Psychopathology and Well-Being Than Emotional Competence, Emotion Regulation and Mindfulness », *Journal of Affective Disorders*, 226 (2018), p. 142-145.

Lao-Tseu, *Tao-Te-King, Livre de la voie et de la vertu*, trad. Stanislas Julien, Librio, J'ai Lu, 2012.

Fu-Dong Li, Fan He, Xiao-Jun Ye, et coll, « Tea Consumption is Inversely Associated With Depressive Symptoms in The Elderly : A Cross-Sectional Study in Eastern China », *Journal of Affective Disorders*, 199 (2016), p. 157-162.

Brian P. Meier, Sabrina W. Noll, Oluwatobi J. Molokwu, « The Sweet Life : The Effect on Mindful Chocolate Consumption on Mood », *Appetite*, 108 (2017), p. 21-27.

Yoshihiro MIYAKE, Keiko TANAKA, Hitomi OKUBO, et coll, « Dietary Patterns and Depressive Symptoms During Pregnancy in Japan : Baseline Data From the Kyushu Okinawa Maternal and Child Health Study », *Journal of Affective Disorders*, 225 (2018), p. 552-558.

Rebecca L. SCHNEIDER, Joanna J. ARCH. Case study, « A novel application of mindfulness and acceptance based components to treat misophonia », *Journal of Contextual Behavioral Science*, 6 (2017), p. 221-225.

Zindel V. SEGAl, Mark G. WILLIAMS, John D. TEASDALE, *La thérapie cognitive basée sur la pleine conscience pour la dépression*, trad. Christine Michaux, coll. Carrefour des psychothérapies, Éditions De Boeck Supérieur, 2016.

Haggai SHARON, Adi MARON-KATZ, Eti BEN SIMON, et coll, « Mindfulness Meditation Modulates Pain Through Endogenous Opioids », *The American Journal of Medicine*, 129 (2016), p. 755-758.

Mengran XU, Christine PURDON, Paul SELI, et coll, « Mindfulness and Mind Wandering : The Protective Effects of Brief Meditation in Anxious Individuals », *Consciousness and Cognition*, 51 (2017), p. 157-165.

Alan W. WATTS, *Éloge de l'insécurité*, Petite bibliothèque Payot, 2003.

3. Hippocrate

Jessica Bekaert, Georges Masclet, Rosa Caron, « Élaboration et validation de l'inventaire des facteurs de résilience » (IFR-40), *Neuropsychiatrie de l'enfance et de l'adolescence*, 60 (2012), p. 176-182.

Véronique Boudon-Millot, *Galien de Pergame. Un médecin grec à Rome*, Les Belles Lettres, 2012.

Roberto Codella, Ileana Terruzzi, Livio Luzi, « Sugars, exercice and health », *Journal of Affective Disorders*, 224 (2017), p. 76-86.

Épictète, *Le Manuel d'Épictète*, trad. Mario Meunier, Garnier Flammarion, 1992.

Jitka Fialova, S. Craig Roberts, Jan Havlicek, « Consumption of Garlic Positively Affects Hedonic Perception of Axillary Body Odour », *Appetite*, 97 (2016), p. 8-15.

Claude Galien, *Ne pas se chagriner*, texte établi par Véronique Boudon Millot et Jacques Jouanna, Les Belles Lettres, 2010.

F. Guida, F. Turco, M. Iannotta, et coll, « Antibiotic-Induced Microbiota Perturbation Causes Gut Endocannabinoidome Changes, Hippocampal Neuroglial Reorganization and Depression in Mice », *Brain, Behavior, and Immunity*, 67 (2018), p. 230-245.

Tom J. Hazell, Hashim Islam, Logan K. Townsend, et coll, « Effects of Exercice Intensity on Plasma Concentrations of Appetite-Regulating Hormones : Potential Mechanisms », *Appetite*, 98 (2016), p. 80-88.

Joseph R. HIBBELN, Kate NORTHSTONE, Jonathan EVANS, et coll, « Vegetarian Diets and Depressive Symptoms Among Men », *Journal of Affective Disorders*, 225 (2018), p. 13-17.

HIPPOCRATE, *Œuvres complètes. Du Régime*, volume VI-I, trad. Émile Littré, Paris J.-B. Baillière, 1839.

La Maladie sacrée, édition Jacques Jouanna, Les Belles Lettres, 2003.

Babak HOOSHMAND, Francesca MANGIALASCHE, Grégoria KALPOUZOS, et coll, « Association of Vitamin B12, Folate, and Sulfur Amino Acids With Brain Magnetic Resonance Imaging Measures in Older Adults. A longitudinal Population-Based Study », *JAMA Psychiatry*, 73 (6), 2016, p. 606-613.

Haomiao JIA, Matthew M. ZACK, Irving I. GOTTESMAN, et coll, « Associations of Smoking, Physical Inactivity, Heavy Drinking, and Obesity with Quality-Adjusted Life Expectancy among US Adults with Depression », *Value in health* (sous presse).

Graham KELL, Amanda RAO, Gavin BECCARIA, et coll, « Affron a Novel Saffron Extract (*Crocus sativus L.*) Improves Mood in Healthy Adults Over 4 weeks in a Double-Blind, Parallel, Randomized, Placebo-Controlled Clinical Trial », *Complementary Therapies in Medicine*, 33 (2017), p. 58-64.

Jian In LEE, S.K. PARK, J.H. RYOO, et coll, « U-Shaped Relationship Between Depression and Body Mass Index in the Korean Adults », *European Psychiatry*, 45 (2017), p. 72-80.

Zongyao Li, Bingrong Li, Xingxing Song, et coll, « Dietary Zinc and Iron Intake and Risk of Depression : A Mta-Analysis », *Psychiatry Research*, 251 (2017), p. 41-47.

Adrian L. Lopresti, Peter D. Drummond, « Efficacy of Curcumin, and a Saffron/Curcumin Combination For the Treatment of Major Depression : A Randomised, Double-Blind, Placebo-Controlled Study », *Journal of Affective Disorders*, 207 (2017), p. 188-196.

Kathleen Mikkelsen, Lily Stojanovska, Monica Prakash, et coll, « The Effects of Vitamin B in the Immune/Cytokine Netwok and Their Involvement in Depression », *Maturitas*, 96 (2017), p. 58-71.

Marc Molendijk, Patricio Molero, Felipe Ortuno Sanchez-Pedreno, et coll, « Diet Quality and Depression Risk : A Systematic Review and Dose-Response Meta-Analysis of Prospective Studies », *Journal of Affective Disorders*, 226 (2018), p. 346-354.

Gordon B. Parker, Heather Brotchie, Rebecca K. Graham, « Vitamin D and Depression », *Journal of Affective Disorders*, 208 (2017), p. 56-61.

Julieta Schachter, Jan Martel, Chuan-Sheng Lin, et coll, « Effects of Obesity on Depression : a Role For Inflammation and The Gut Microbiota », *Brain, Behavior, and Immunity* (sous presse).

Jean-Louis SCHLIENGER, Louis MONNIER, « Histoire de la diététique (partie I). La diététique ancienne au service des "humeurs" », *Médecine des maladies métaboliques*, 2013, vol. 7, n° 5.

Adin STEINSALTZ, *Contes de sagesse de Rabbi Nahman de Braslav*, trad. Cyril Aslanoff, coll. Spiritualités vivantes, Albin Michel, 1994.

Marion TROUSSELARD, Dominique STEILER, Frédéric DUTHEIL, et coll, « Validation of The Warwick-Edinburgh Mental Well-Being Scale (WEMWBS) in French Psychiatric and General Populations », *Psychiatry Research*, 245 (2016), p. 282-290.

Davy VANCAMPFORT, Mats HALLGREN, Joseph FIRTH, et coll, « Physical activity and suicidal ideation : a systematic review and meta-analysis », *Journal of Affective Disorders* (sous presse).

Tilmann VON SOEST, Svein MOSSIGE, Kari STEFANSEN, et coll, « A validation study of the resilience scale for adolescents (READ) », *Journal of Psychopathology and Behavioral Assessment* 32 (2), 2010, p. 215-35.

Yuhong WANG, Hui YANG, Pan MENG, et coll, « Association Between Low Serum 25-Hydroxyvitamin D and Depression in a Large Sample of Chinese Patients with Type 2 Diabetes Mellitus », *Journal of Affective Disorders*, 224 (2017), p. 56-60.

Ying XU, Juan QI, Yi YANG, et coll, « The Contribution of Lifestyle Factors to Depressive Symptoms : A Cross-Sectional

Study in Chinese College Students », *Psychiatry Research*, 245 (2016), p. 243-249.

Ji-chun Zhang, Wei Yao, Chao Dong, et coll, « Prophylactic Effects of Sulforaphane on Depression-Like Behavior and Dendritic Changes in Mice After Iinflammation », *Journal of Nutritional Biochemistry*, 39 (2017), p. 134-144.

4. Paracelse

Donghwy An, Nara Youn, « The inspirational power of arts on creativity », *Journal of Business Research* (sous presse).

Fabrice Bartolomei, Stanislas Lagarde, Samuel Médina Villalon, et coll, « The "Proust phenomenon" : Odor-Evoked Autobiographical Memories Triggered by Direct Amygdala Stimulation in Human », *Cortex* (2016), p. 1-3.

Mark E. Beecher, Dennis Eggett, Davey Erekson, et coll, « Sunshine on My Shoulders : Weather, Pollution, and Emotional Distress », *Journal of Affective Disorders*, 205 (2016), p. 234-238.

Jessica de Bloom, Marjaana Sianoja, Kalevi Korpela, et coll, « Effects of Park Walks and Relaxation Exercices During Lunch Breaks on Recovery From Job Stress : Two Randomized Controlled Trials », *Journal of Environmental Psychology*, 51 (2017), p. 14-30.

Anne Cleary, Kelly S. Fielding, Sarah L. Bell, et coll, « Exploring Potential Mechanisms Involved in The Relationship Between Eudaimonic Wellbeing and Nature

Connection », *Landscape and Urban Planning*, 158 (2017), p. 119-128.

Elisabet DOMINGUEZ-CLAVÉ, Joaquim SOLER, Matilde ELICES, et coll, « Ayahuasca : Pharmacology, Neuroscience and Therapeutic Potential », *Brain Research Bulletin*, 126 (2016), p. 89-101.

Gaelle E. DOUCET, Danielle S. BASSETT, Nailin YAO, et coll, « The Role of Intrinsic Brain Functional Connectivity in Vulnerability and Resilience to Bipolar Disorder », *American Journal of Psychiatry*, 174 : 12, december 2017.

Henri F ELLENBERGER, *Histoire de la découverte de l'inconscient*, trad. Joseph Feisthauer, Fayard, 2001.

David FEIFEL, Benjamin MALCOLM, Danielle BOGGIE, et coll, « Low-dose Ketamine for Treatment Resistant Depression in an Academic Clinical Practice Setting », *Journal of Affective Disorders*, 221 (2017), p. 283-288.

Gregory A. FONZO, Madeleine S. GOODKING, Desmond J. OATHES, et coll, « Selective Effects of Psychotherapy on Frontopolar Cortical Function in PTSD », *American Journal of Psychiatry*, 174 : 12, december 2017.

Nicholas M. GREBE, Andreas Aarseth KRISTOFFERSEN, Trond Viggo GRONTVEDT, et coll, « Oxytocin and Vulnerable Romantic Relationships », *Hormones and Behavior*, 90 (2017), p. 64-74.

Maud GROL, Naomi VANLESSEN, Rudi DE RAEDT, « Feeling Happy When Feeling Down : The Effectiveness of Positive Mental Imagery in Dysphoria », *J Behav. Ther. & Exp. Psychiat.* 57 (2017), p. 156-162.

Sara HAYAMA, Linda CHANG, Kazim GUMUS, et coll, « Neural correlates of perception of companion animal photographs », *Neuropsychologia*, 85 (2016), p. 278-286.

Clemens W. JANNSEN, Christopher A. LOWRY, Matthias R. MEHL, et coll, « Whole-Body Hyperthermia for the Treatment of Major Depressive Disorder. A Randomized Clinical Trial », *JAMA Psychiatry*, 2016 : 73(8), p. 789-795.

Roland JOUVENT, *Le Cerveau magicien. De la réalité au plaisir psychique*, Odile Jacob, Poche, 2013.

Carl Gustav JUNG, *Psychologie et alchimie*, Buchet Castel, 2014.

Prathik KINI, Joel WONG, Sydney MCINNIS, et coll, « The Effects of Gratitude Expression on Neural Activity », *NeuroImage*, 128 (2016), p. 1-10.

Bethany E. KOK, Tania SINGER, « Effects of Contemplative Dyads on Engagement and Perceived Social Connectedness Over 9 Months of Mental Training. A Randomized Clinical Trial », *JAMA Psychiatry*, 2017 : 74(2), p. 126-134.

Olivier LAFONT, « L'humide radical des alchimistes », *Revue d'histoire de la pharmacie*, 2006, 352, p. 441-446.

Clarise LIM, Ryan E. RHODES, « Sizing Up Physical Activity : The Relationships Between Dog Characteristics, Dog

Owners' Motivations, and Dog Walking », *Psychology of Sport and Exercice*, 24 (2016), p. 65-71.

Andrea B. PROTZNER, Ian S. HARGREAVES, James A. CAMPBELL, et coll, « This is Your Brain on Scrabble : Neural Correlates of Visual Word Recognition in Competitive Scrabble Players as Measured During Task and Resting-State », *Cortex*, 75 (2016), p. 204-219.

Jacques REBOTIER, « L'art de la musique chez Michel Maier », *Revue de l'histoire des religions*, 1972, p. 29-51.

Ruben RODRIGUEZ-CANO, Ana LOPEZ-DURAN, Elena FERNANDEZ DEL RIO, et coll, « Smoking Cessation and Depressive Symptoms at 1 –, 3 –, 6 –, and 12-Months Follow-Up », *Journal of Affective Disorders*, 191 (2016), p. 94-99.

Misha ROSS, Georgia J. MASON, « The Effects of Preferred Natural Stimuli on Humans' Affective States, Physiological Stress and Mental Health, and The Potential Implications for Well-Being in Captive Animals », *Neuroscience and Biobehavioral Reviews*, 83 (2017), p. 46-62.

Malene RYDHAL, *Heureux comme un Danois*, J'ai Lu Bien-être, 2015.

Edward M. SELLERS, Myroslava K. ROMACH, Deborah B. LEIDERMAN, « Studies With Psychedelic Drugs in Human Volunteers », *Neuropharmacology* (sous presse).

Maartje S. SPETTER, Manfred HALLSCHMID, « Current Findings on The Role of Oxytocin in The Regulation of Food Intake », *Physiology & Behavior*, 176 (2017), p. 31-39.

K. Maya Story, Bolette Daniels Beck, « Guided Imagery and Music With Femal Military Veterans : An Intervention Development Study », *The Arts in Psychotherapy*, 55 (2017), p. 93-102.

Stephan F. Taylor, S. Shaun Ho, Tessa Abagis, et coll, « Changes in Brain Connectivity During a Sham-Controlled, Transcranial Magnetic Stimulation Trial for Depression », *Journal of Affective Disorders*, 232 (2018), p. 143-151.

REMERCIEMENTS

Pour leur soutien, leur exemple présent et de toujours, leurs conseils, leurs encouragements, leur confiance et surtout leur amitié.

Laurent Laffont
Anne Pidoux
Philippe Dorey
Jézabel Akriche
Karina Hocine

Le Doyen Philippe Ruszniewski
Le Doyen Gérard Friedlander
Les Professeurs Jean Adès, Henri Lôo et Jean-Pierre Olié

Jean-Claude Saada

Le Docteur Frédéric Saldmann

Sylvie Dauverné, pour toute sa compétence rigoureuse, souriante et patiente dans la préparation de ce texte.

Table

1. Le bon sens de la préhistoire : confiance en sa nature

2. La médecine chinoise du bon sens

3. LA MÉDECINE DU BON SENS D'HIPPOCRATE : LES BONS ALIMENTS ET LES BONNES HABITUDES

4. LES ALCHIMISTES DU CERVEAU

BIBLIOGRAPHIE

COMPOSITION PCA
ACHEVÉ D'IMPRIMER EN FRANCE
PAR CPI BRODARD ET TAUPIN
POUR LE COMPTE DES ÉDITIONS J.-C. LATTÈS
17, RUE JACOB – 75006 PARIS
EN OCTOBRE 2018

JC Lattès s'engage pour l'environnement en réduisant l'empreinte carbone de ses livres. Celle de cet exemplaire est de :
650 g éq. CO_2
Rendez-vous sur www.jclattes-durable.fr

PAPIER À BASE DE FIBRES CERTIFIÉES

N° d'édition : 01 – N° d'impression : 3030601
Dépôt légal : octobre 2018
Imprimé en France